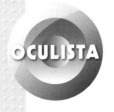

編集企画にあたって…

　白内障手術が安定期に入るとともに晩期合併症とされる眼内レンズ(IOL)脱臼・偏位が報告されるようになりました．もとより針糸を用いた縫着術が行われていましたが，縫着糸の劣化や露出が散見され解決策が模索されるなか，2007 年に Gabor による IOL 支持部を強膜内にはめ込む(強膜内固定術)という斬新なアイデアが発表されました．当初は縫着術よりも確実性のない術式という評価でしたが，さまざまな変法の発案と硝子体手術のダウンサイジングが相まって2021年現在，強膜内固定術は眼内レンズ二次固定術の第一術式へと進化しています．

　また，白内障手術の変革とともに通常手術の完成度は飛躍的に高まり，経験例数が浅い術者であっても，術後の正円瞳孔かつ迅速な瞳孔反応が担保されるようになってきました．さらに多焦点眼内レンズの普及が視機能における瞳孔の重要性を高めています．従来，先天性あるいは後天性(外傷等)の虹彩欠損，無虹彩の症例は，外科的治療法がないとされていましたが，整容面や視機能の面からのニーズを受けて白内障術者の意識改革とともに，さまざまなデバイス(人工虹彩や虹彩付き眼内レンズ)を駆使した治療が試みられています．

　本号の企画に際し，水晶体嚢とチン小帯近傍の解剖に関して 1 編，強膜内固定術について眼内法，眼外法それぞれ 2 編で計 4 編，縫着術に 1 編，糸張り法に 1 編，虹彩欠損トラブルに関して縫合，人工虹彩，虹彩欠損を伴う白内障手術，それぞれ 1 編で計 3 編，と網羅致しました．執筆をお願いした先生はすべてフロンティアスピリットあふれる創造力豊かな先生ばかりです．120％の期待を込めてご一読ください．

　最後になりましたが，企画編集という大役をお与えいただきました教室の高橋主任教授に改めて感謝の意を表します．また，貴重な時間を割いて御執筆いただいた先生方に厚く御礼申し上げます．本編集の玉稿が必ずや白内障術者の羅針盤になり得ることを確信してやみません．

2021 年 7 月

小早川信一郎

KEY WORDS INDEX

WRITERS FILE

（50音順）

浅野　泰彦
（あさの やすひこ）

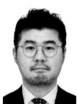

2002年　昭和大学卒業
2006年　同大学大学院医学系研究科修了(医学博士)
　　　　今泉西病院眼科
2008年　昭和大学藤が丘病院眼科, 助教
2013年　同大学藤が丘リハビリテーション病院眼科, 講師
2015年　富士吉田市立病院眼科, 医長
2017年　昭和大学江東豊洲病院眼科, 講師
2019年　同大学病院附属東病院眼科, 講師

片山　雄治
（かたやま ゆうじ）

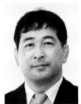

2002年　東邦大学卒業
　　　　同大学眼科入局
2008年　同大学大学院医学研究科修了, 医学博士
2010年　川崎社会保険病院, 医長
2015年　東邦大学医療センター大森病院眼科, 助教
2017年　静岡医療センター眼科, 部長

西村　栄一
（にしむら えいいち）

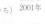

1995年　昭和大学卒業
2001年　同大学大学院医学研究科外系眼科学卒業
2007年　同大学藤が丘病院眼科, 講師
2010年　University of Utah, John A. Moran Eye Center, Post Doctoral Research Fellow
2014年　昭和大学藤が丘病院眼科, 准教授／医長
2015年　同大学藤が丘リハビリテーション病院眼科, 教授

有馬　武志
（ありま たけし）

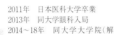

2011年　日本医科大学卒業
2013年　同大学眼科入局
2014〜18年　同大学大学院(解析人体病理学)
2018年　同大学眼科, 助教
2020年　同, 医局長
2021年　同, 病院講師

小早川信一郎
（こばやかわ しんいちろう）

1988年　東邦大学卒業
1992年　同大学大学院医学研究科修了(医学博士)
1994年　大森赤十字病院眼科, 副部長
2003年　東邦大学, 助手
　　　　米国Oklahoma Health Science Center, Gilmore Research Group (Microbiology)
2006年　東邦大学医療センター大森病院, 講師
2010年　同, 准教授
2014年　日本医科大学多摩永山病院眼科, 診療部長
2016年　同, 病院教授
2018年　同大学武蔵小杉病院眼科, 診療部長／病院教授

松島　博之
（まつしま ひろゆき）

1991年　獨協医科大学卒業
　　　　同大学眼科入局
1993年　熊谷総合病院
1995年　米国ワシントン州立大学分子生物学教室留学
1997年　獨協医科大学眼科, 助手
2003年　同, 講師
2006年　同, 准教授

飯田　嘉彦
（いいだ よしひこ）

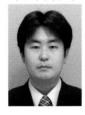

2001年　北里大学卒業
　　　　同大学眼科入局
2002年　山王病院眼科
2007年　北里大学大学院医療系研究科博士課程修了, 学位取得
2008年　同大学眼科, 助教
2012年　同, 診療講師
2014年　同, 専任講師

早田　光孝
（そうだ みつたか）

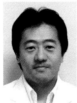

1999年　昭和大学卒業
　　　　同大学附属東病院眼科入局
2000年　太田熱海病院眼科
2001年　昭和大学第一薬理学教室
2003年　同大学豊洲病院眼科
2004年　同大学藤が丘病院眼科, 助手
2012年　同大学藤が丘リハビリテーション病院眼科, 講師
2018年　同, 准教授

森野　数哉
（もりの かずや）

2018年　京都大学卒業
　　　　関西電力病院, 初期研修医
2020年　京都大学大学院医学研究科眼科学教室入局
2021年　大阪赤十字病院眼科

德田　芳浩
（とくだ よしひろ）

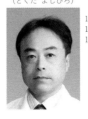

1985年　広島大学卒業
　　　　東京女子医科大学眼科入局
1987年　新川橋病院眼科
1995年　井上眼科病院
1998年　同, 副院長

渡辺　義浩
（わたなべ のりひろ）

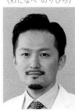

2017年　順天堂大学卒業
2019年　同大学付属浦安病院臨床研修修了
2019年　日本医科大学眼科入局
2021年　同大学武蔵小杉病院眼科, 助教

水晶体脱臼・偏位と虹彩欠損トラブル

編集企画／日本医科大学武蔵小杉病院病院教授　小早川信一郎

Monthly Book

OCULISTA

編集主幹／村上 晶　高橋 浩　堀 裕一

No.102 / 2021.9 ◆目次

CONTENTS

「OCULISTA」とはイタリア語で眼科医を意味します．

Monthly Book

OCULISTA
オクリスタ

2020. **3** 月増大号
No.
84

眼科鑑別診断の
勘どころ

眼科における**鑑別診断にクローズアップした増大号！**
日常診療で遭遇することの多い疾患・症状を中心に、**判断に迷ったときの**
鑑別の"勘どころ"をエキスパートが徹底解説！

編集企画

柳　靖雄　旭川医科大学教授

2020年3月発行　B5判　182頁　定価5,500円 (本体5,000円＋税)

主な目次

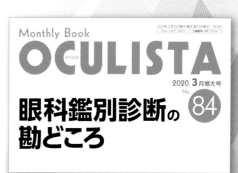

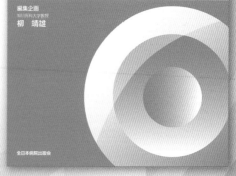

Monthly Book

OCULISTA
オクリスタ

2020. 3 月増大号
No.
84

眼科鑑別診断の
勘どころ

編集企画
旭川医科大学教授
柳　靖雄

全日本病院出版会

全日本病院出版会　〒113-0033　東京都文京区本郷 3-16-4　Tel:03-5689-5989
www.zenniti.com　　　　　　　　　　　　　　　　　　　Fax:03-5689-8030

MB OCULI. No. 102：1−7, 2021

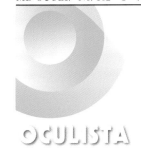

特集／水晶体脱臼・偏位と虹彩欠損トラブル

水晶体嚢，Zinn 小帯，前部硝子体膜，Berger 腔と Wieger 靱帯の解剖について

有馬武志*

Key Words： チン小帯(Zinn's membrane)，ウィーガー靱帯(Wieger's ligament)，ベルガー腔(Berger's space)，infusion misdirection syndrome

Abstract：水晶体の脱臼・偏位トラブルの対処には原因である Zinn 小帯の解剖学的特徴を理解することが重要である．本稿ではまず，水晶体嚢，Zinn 小帯，Wieger 靱帯，Berger 腔の解剖学的特徴を理解し，白内障手術時に注意すべきポイントを確認する．さらに実臨床での重要な検査や対処法に関して理解を深めていく．Infusion misdirection syndrome といった Zinn 小帯のトラブル症例への対処法も述べていく．最後に最新の研究を元に Zinn 小帯が脆弱になるメカニズムに関してマクロファージの Zinn 小帯遊走の可能性に関して考察する．

はじめに

　水晶体の脱臼・偏位トラブルの対処には原因部位である Zinn 小帯の解剖学的特徴を理解しておくことが必要である．Zinn 小帯の特性を理解することは日々の白内障手術を安全に施行することにつながり，有用である．詳細な理解には白内障手術の場である前眼部の構造だけでなく，硝子体側の Wieger 靱帯（ウィーガー靱帯），Berger 腔（ベルガー腔）の構造への理解も不可欠である．

　本稿では水晶体嚢近傍の解剖，水晶体嚢と白内障手術の関係性について解説し，さらに Zinn 小帯に関する最新の研究から得られた知見に関しても考察する．白内障手術を始めて日が浅い術者から白内障手術指導において悩める上級医，そして専門医試験前のブラッシュアップにも役立てば幸いである．

水晶体嚢周囲の解剖に関して

　水晶体は楕円形の構造をしているが前面と後面で曲率半径が違っており，前面の曲率半径は 10 mm であるのに対して後面曲率半径は 5.5 mm と，前面は比較的平坦であることがわかる．Continuous curvilinear capsulorhexis(CCC)を作成する際はこの平坦箇所のなかで施行することが理想的である．勢いに任せて CCC を作成していると，CCC が流れてしまうのは解剖学的に周辺部に向かうにつれて平坦部でなく傾斜が生じるためである．水晶体前面から赤道部にかけては 1 層の立方上皮からなる水晶体上皮細胞が存在する．水晶体上皮細胞は後嚢には存在しないが，酸化ストレス等の刺激に反応して筋線維芽細胞様に化生（上皮間葉移行）し，後嚢側へ遊走し後発白内障の誘因となっている．水晶体嚢は水晶体上皮細胞の基底膜であり，Ⅳ型コラーゲンにより構成される．水晶体嚢は部位によって厚みが違っており，前嚢側が後嚢側より厚くなっている．前嚢赤道部付近で 20 μm 前後，後嚢中央部付近で 4 μm 前後となっ

* Takeshi ARIMA，〒113-8603　東京都文京区千駄木 1-1-5　日本医科大学眼科学教室，病院講師

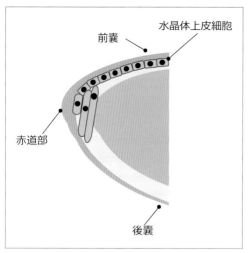

図 1. 前嚢と後嚢での水晶体嚢の厚みの違い
水晶体嚢（水晶体上皮細胞基底膜）は部位に
よって厚みが数倍も違っている.
白内障手術において皮質を吸引する際は最も
厚みのある赤道部から吸引すると安全に施行
できる.

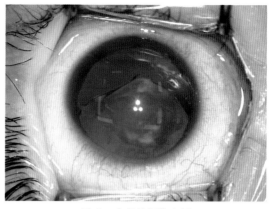

図 2. 水晶体偏位症例
Marfan 症候群の水晶体偏位に対する術中画像.
水晶体が上方へ偏位しており, Zinn 小帯は 6 時
方向に一部残存しているのみであった.

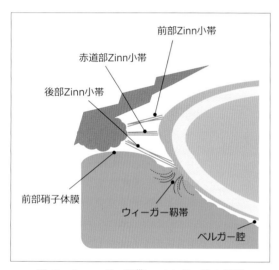

図 3. ウィーガー靱帯, ベルガー腔の解剖

ており[1], 同じ水晶体嚢のなかでも部位によって
厚みが数倍も異なっていることがわかる（図1）.
この解剖学的特徴を理解すると白内障手術時に皮
質吸引を行うのに前嚢の裏側から赤道部にかけて
吸引アプローチすべきであることが理解できる.
レジデントの執刀では, 観察と吸引が容易な後嚢
中央部から水晶体皮質を吸引するケースが散見さ
れる. 筆者はそのような瞬間, 後嚢を誤吸引する
可能性およびこの解剖学的特徴を指導, 助言する
ことに努めている.

Zinn 小帯は数 μm のフィブリリンから構成され
る microfibril の束であり, 弾性線維と似た特徴を
持っている. フィブリリンの異常である Marfan
症候群やコラーゲン異常による Ehlers-Danlos 症
候群において, 水晶体偏位が多いのは Zinn 小帯
に異常をきたしているからである. 眼科専門医試
験にて頻出する水晶体偏位を起こす症候性疾患と
して, ホモシスチン尿症, Marfan 症候群, 高リシ
ン血症, Marchesani 症候群, Ehlers-Danlos 症候
群, 骨形成不全, 亜硫酸酸化酵素欠損症等がある.
水晶体の偏位の特徴に関して, ホモシスチン尿症
では下方偏位, Marfan 症候群では上外方への偏位
が頻度として高い（図2）. Zinn 小帯の異常は水晶
体偏位疾患へとつながることが理解される. 正常
な Zinn 小帯は解剖学的に前部 Zinn 小帯（前嚢に
付着）, 赤道部 Zinn 小帯（赤道部に付着）, 後部
Zinn 小帯（後嚢に付着）に分類される. 後部 Zinn
小帯は水晶体後面で前部硝子体膜の線維とも密に
接着しており, ウィーガー靱帯を形成している
（図3）. 発生学的な観点でウィーガー靱帯の形成
過程を説明する. 我々が日常, 硝子体と呼称する
ものは, いわゆる第2次硝子体であり, それ以前
に第1次硝子体が存在する. 第1次硝子体は胎生
12週で管状に圧縮され Cloquet 管となり, その基
底部が水晶体後面でウィーガー靱帯を形成してい
る. ウィーガー靱帯は直径8～9mmの輪状で後嚢
を保持することで隔壁として作用し, 房水や灌流
液の硝子体内への流入を防いでいる. ウィーガー

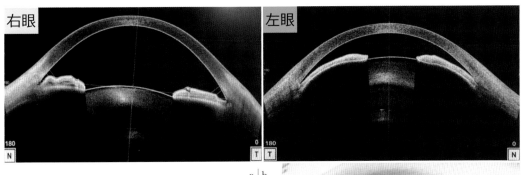

a | b
c

図 4.
極端な前房深度の左右差には注意
　a，b：前眼部 OCT を用いると術前に前房深度の
　　左右差を確認できる.
　c：b の前眼部写真

靱帯よりも中央側の前部硝子体膜は後嚢から剝離しておりベルガー腔と呼ばれる間隙を形成している. ウィーガー靱帯, ベルガー腔と関連して眼科臨床で最も問題となるのは, 後述する白内障手術中に灌流液が硝子体腔に回ってしまう状態である infusion misdirection syndrome（IMS）であろう[2]. 実際には IMS とまではいかずとも軽度の水晶体動揺を白内障手術中に筆者はよく経験する. 部分的に Zinn 小帯が脆弱化していると考えられ習熟した術者には問題にならないが, レジデントの執刀指導の際にこのような徴候を確認したら慎重に執刀を進めるべきであろう. なぜなら Zinn 小帯脆弱症例では少しでも力任せな動きを加えると, Zinn 小帯の障害の範囲が広がってしまうからである. 一般的に Zinn 小帯の強度は眼底側への垂直方向には比較的強く, 赤道部側への水平方向の外力には弱い. したがって核の溝掘り, 分割核を回す際等に, 初心者の執刀では赤道部側へ外力がかかり Zinn 小帯断裂を起こす可能性があると考えてバックアップすべきである. 垂直方向への強度は強いと述べたが, 全周性に Zinn 小帯の脆弱がある場合, 特殊なケースとして, 水晶体が前方移動する. 術前の前眼部 OCT 所見で前房深度

の左右差を認める場合には術中の水晶体動揺の増悪を予測しなくてはならない. このような症例では水晶体の全摘になるケースが多く, 強膜内固定術や縫着術が必要となるケースが多い.

水晶体嚢と白内障手術の関係性

Zinn 小帯脆弱症例への対応は術中だけでなく術前の観察も重要である. 術前診察ではまず, 無散瞳で観察する. 無散瞳下では毛様体の緊張がある状態で, Zinn 小帯が緩んでいるため水晶体の振盪が観察しやすい. 眼瞼越しに眼球を軽く押したり, 患者に素早く眼を動かしてもらったりすると観察が容易となる. 次に散瞳検査では, 偽落屑症候群等では散瞳不良の程度がわかり, 外傷例においては Zinn 小帯断裂の範囲や硝子体脱出の程度等が確認できる場合がある. 前項でも述べたが前房深度の観察も重要である. 左右差がある場合, レーザー虹彩切開術をしているにもかかわらず前房深度が浅い場合, Zinn 小帯脆弱が強く疑われ, 難症例として準備するべきである（図4）. Zinn 小帯脆弱症例ではより丁寧な手術を心がけ, Zinn 小帯に負荷をかけない手術を目標とすべきであろう. それでも嚢が不安定な症例に対しては, 保険

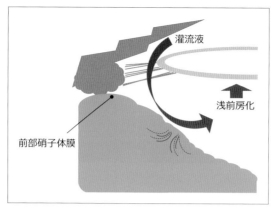

図 5. IMS の病態
ウィーガー靱帯が外れ，灌流液が後嚢と前部硝
子体膜の間を通過．灌流液が後ろから水晶体嚢
を圧迫し浅前房化する．

適用された水晶体嚢拡張リング(CTR)がある．術中の増悪予防や術後偏位の予防に有用であり，水晶体嚢の形状維持作用がある．CTRの使用には日本眼科学会が認定する「CTR講習会」を受講する必要があり，現在はweb形式でも受講できる．医原性断裂は，CTRの良い適応であり，網膜色素変性症では術後の強い嚢収縮に対しCTRはその予防となる．一方で偽落屑症候群やMarfan症候群等におけるZinn小帯脆弱化は進行性のため，CTRを挿入しても長期的にはIOL偏位をきたす可能性を認識しておく必要がある．CTRは嚢赤道部の形状維持効果はあるが，水晶体嚢の位置固定効果はないため，Zinn小帯が大きく障害されている例や進行性のZinn小帯脆弱例においては適応がない．長期的な予後は不明であり，術後の経過観察が重要である．

　白内障手術中に灌流液がZinn小帯領域を通過して硝子体腔に回ってしまう状態として前項でIMSを述べた．IMSには，灌流液が硝子体側から圧をかけることによる浅前房化と，前房内と硝子体腔を灌流液が自由に行き来する前房動揺の状態がある．解剖の項で説明したように正常な水晶体嚢周囲ではZinn小帯-前部硝子体膜-ウィーガー靱帯の隔壁作用により灌流液が硝子体腔に回ることはない．加齢変化等でウィーガー靱帯が外れると，灌流液がベルガー腔に流入して水晶体を押し上げてしまうIMSによる浅前房化の状態となる．

特に核処理を進めた後半の最中に浅前房化は顕著となる．これは，核の大部分が残存する状態では核によって後嚢を硝子体側に押す力が働いているが，核がなくなると押さえるものがなくなり，ウィーガー靱帯剥離部からベルガー腔へ灌流液が容易に回ってしまう状況になるからである(図5)．IMSの浅前房化をきたしやすい状態としてZinn小帯脆弱眼，緑内障発作後，レーザー虹彩切開後，偽落屑症候群等が挙げられる．一方でIMSの前房動揺は，硝子体の高度液化(高齢者，強度近視，網膜色素変性症)や硝子体切除後に起こりやすい．強い前房動揺をきたす症例では，灌流液が硝子体腔を自由に行き来する状態となっており，超音波フェイコチップを挿入した直後に灌流液の急激な前房内流入により水晶体は硝子体側へ押され，前房が急に深くなる(逆瞳孔ブロック)．次いで，灌流液がZinn小帯を通して硝子体腔に流れると，急激に前房が浅くなる．この状態を交互に繰り返すために大きな前房動揺が生じ，患者は毛様痛による術中の痛みを訴える．術中にIMSによる浅前房化や前房動揺が生じた際の対処法として，まずは超音波白内障手術器械の設定を変更する．ほぼ正常な前房深度になるまで灌流圧を低く，すなわち灌流ボトルを下げるべきである．ボトル高を上げたほうが前房は深くなりそうという指摘を受けるが，IMSに関しては低灌流・低吸引圧の設定が望ましい．IMSによる浅前房化や前房動揺は灌流

圧と相関してウィーガー靭帯からベルガー腔へ灌流液が流れ込む量が増加するからである．低灌流・低吸引圧で執刀を行えば，あらかたの症例は問題なく対応できると考える．しかし，IMS に伴う浅前房化は低灌流・低吸引圧の設定だけでは対処できない場合がある．そのような場合では鑑別として駆逐性出血併発の確認(低灌流・低吸引圧で手術する際は特に注意)を行うことが大切であり，随時眼底検査等を施行すべきである．そのうえで，IMS に伴う重度の浅前房化の場合はベルガー腔に灌流液が回りにくくするために Zinn 小帯領域へ粘弾性物質(OVD)を注入する．それでも前房が消失する場合は OVD を用いて前房内の皮質をビスコダイセクション法で遊離する．前述したように IMS は水晶体核が少なくなるほど症状が増悪するため，最後に残った核片をビスコダイセクション法で娩出することが必要なときもある．また，少しの残存皮質や核であれば先に眼内レンズ(IOL)を挿入，残存皮質が多い場合は CTR を挿入することで，水晶体嚢赤道部を押し広げる効果が得られ，Zinn 小帯領域が狭まり，ウィーガー靭帯を通りベルガー腔へ流入する灌流液の量が抑えられて安全な手術が可能になる．これらの対策によっても浅前房により手術続行が難しい症例では，anterior vitrectomy カッターを使用して core vitrectomy を追加する方法もある．有茎硝子体を切除して硝子体圧を下げることでベルガー腔以外に灌流液が流入できるスペースを確保し，浅前房化を解消できる可能性がある．Core vitrectomy を行う場合，前房形成が可能であっても多少の前房動揺は伴うため，引き続き低侵襲な手術を心がける必要がある．

水晶体嚢と研究

最後に水晶体嚢・Zinn 小帯に関連する最新の知見と展望について考察する．数 μm の大きさで線維として存在する Zinn 小帯は組織標本でも正確な形状把握が難しく研究対象となることがあまりなかった．眼球を半割した後に角膜・虹彩を切除

することで水晶体と Zinn 小帯と毛様体の関係性を観察した Miyake-Apple view によると Zinn 小帯は水晶体嚢に溶け込むように付着していることがわかっている．実験動物モデルではマウスが毛様体や Zinn 小帯の構造や機能を調査するための有用な実験モデルである一方，透明な線維の視覚化や処理中に容易に組織構造が破壊されるため技術的に困難であった．Bassnett はマウスモデルを用いて，眼球にアガロースゲルを埋め込むことで組織処理を安定させ線維の三次元的な形態評価方法を提唱した[3]．このアプローチを用いると，マウスの Zinn 小帯は網膜基底部から 18,000 本ほど生えており，水晶体に付着する前にさらに分岐していることが立体的に観察された．興味深い結果として，2020 年 DeDreu らは角膜の創傷に対する免疫応答で生じた免疫浸潤細胞が Zinn 小帯を通って水晶体上皮細胞へ移動することを報告した[4]．正常な水晶体は無血管で免疫細胞の供給源がなく，水晶体上皮細胞の基底膜，つまり水晶体嚢によるカプセルが隔壁となっていると考えられている．角膜で発生した炎症に対して毛様体(血管に富む角膜輪部)からは炎症細胞や免疫応答細胞の浸潤が開始され，好中球，マクロファージが角膜頂点部に向かって浸潤することが知られている．我々の研究では傷害後の角膜輪部で発生した免疫・炎症細胞は day 1 あたりで勢いよく角膜実質への遊走を始め，day 7 あたりで角膜中央部(頂点部)に到達していた[5]．角膜で発生した炎症細胞が水晶体にも波及することはわかっていたが，その経路に関してはよくわかっていなかった．DeDreu らの報告により角膜の傷害後，1 日以内に毛様体赤道部から発生した好中球，マクロファージ等の免疫浸潤細胞は Zinn 小帯を通過して水晶体上皮細胞基底膜へと移動することが明らかになった[4]．マクロファージが Zinn 小帯を綱渡りのように遊走するという現象は興味深いものであり，我々の教室でも低真空操作型電子顕微鏡(LV-SEM)を用いて確認した．LV-SEM は免疫染色で用いた病理スライドから電子顕微鏡画像を

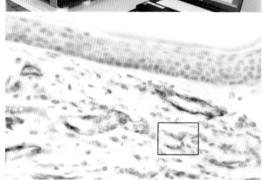
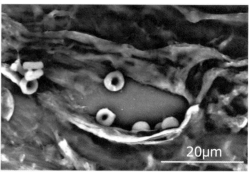

図 6.
新しい電子顕微鏡観察法

a：LV-SEM の外観．コンパクトで簡易・迅速に電子顕微鏡画像の観察が可能

b：ラットアルカリ外傷モデルを用いた角膜輪部の血管内皮細胞の免疫染色画像（茶色染色部分）．免疫染色では形態の詳細まではわからない．

c：b のスライド（囲み部分）の LV-SEM 拡大画像．LV-SEM は免疫染色スライドから作成可能．赤血球や血管内皮細胞の詳細な形態を観察することが可能

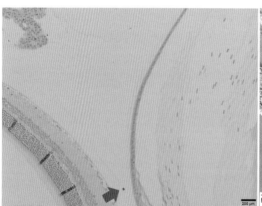
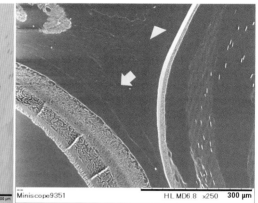
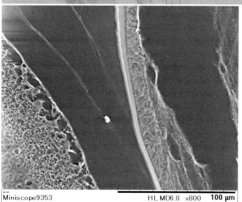

図 7.
LV-SEM を用いた Zinn 小帯の観察

a：マクロファージの免疫染色画像．毛様体と水晶体赤道部の間にマクロファージを確認できる（赤矢印）．Zinn 小帯の構造は詳細に観察できず，遊走の有無は不明である．

b：a の LV-SEM 像．PAM 染色を加えることで Zinn 小帯が観察可能（黄矢印）．一部の Zinn 小帯は組織構造が破壊されていた（黄矢頭）．

c：b の拡大画像．マクロファージが Zinn 小帯上に存在している．

撮影する新しい技法であり[6]（図6），スライドに特殊な金属コーティングをかけることで明暗のコントラストを強化し，組織の形態学的特徴を捉えることが可能となる．池袋らはラットアルカリバーンモデルを用いて傷害後7日のマクロファージを染めたスライドをLV-SEMを用いて簡易的に観察したところ，Zinn小帯部にマクロファージ陽性細胞を認め，線維に沿って遊走していることが確認された（図7）．また，一部のマクロファージは線維の組織構造を破壊するように遊走していることも確認された（unpublished data）．これらの結果は，炎症細胞が白内障のみならず，その遊走過程でZinn小帯断裂も引き起こしているという仮説が成立し，炎症に起因する白内障においてZinn小帯脆弱例が多いことの病態説明になりうると考える．近年，Zinn小帯脆弱症例に対するfemtosecond laser assisted cataract surgery（FLACS）の有効性が提唱されている[7]．今後，軽度〜重度までさまざまな水晶体偏位症例にFLACSを適応する流れが予測される．しかし，FLACSで前囊切開，角膜切開，水晶体分割に用いられるレーザーは酸化ストレスを前房内で引き起こすことがわかっており[8]，酸化ストレスにより炎症が惹起されZinn小帯へ術後に断裂を起こしうる可能性があるということを術者は理解しなければならない．FLACSであれ，メスを用いた白内障手術であれ，水晶体偏位やZinn小帯に対して各々の操作を低侵襲かつ丁寧な執刀を心がける姿勢がこれからも大切であろう．

文 献

1) Krag S, Andreassen TT：Mechanical properties of the human posterior lens capsule. Invest Ophthalmol Vis Sci, **47**：691-696, 2003.

2) Mackool RJ, Shirota M：Infusion misdirection syndrome. J Cataract Refract Surg, **19**：671-672, 1993.

3) Bassnett S：A method for preserving and visualizing the three-dimensional structure of the mouse zonule. Exp Eye Res, **185**：107685, 2019.

4) DeDreu J, Bowen CJ, Logan CM, et al：An immune response to the avascular lens following wounding of the cornea involves ciliary zonule fibrils. FASEB J, **34**：9316-9336, 2020.

5) Arima T, Uchiyama M, Nakano Y, et al：Peroxisome proliferator-activated receptor alpha agonist suppresses neovascularization by reducing both vascular endothelial growth factor and angiopoietin-2 in corneal alkali burn. Sci Rep, **19**：17763, 2017.

6) Arima T, Uchiyama M, Shimizu A, et al：Observation of corneal wound healing and angiogenesis using low-vacuum scanning electron microscopy. Transl Vis Sci Technol, **9**：14, 2020.
   Summary 免疫染色スライドから短時間で簡易に電子顕微鏡観察が可能になるLV-SEMを初めて眼科で使用した文献.

7) Dryjski O, Awidi A, Daoud YJ：Femtosecond laser-assisted cataract surgery in patients with zonular weakness. Am J Ophthalmol Case Rep, **15**：100483, 2019.

8) Masuda Y, Igarashi T, Oki K, et al：Free radical production by femtosecond laser lens irradiation in porcine eyes. J Cataract Refract Surg, **45**：1168-1171, 2019.

MB OCULI. No. 102：8－13, 2021

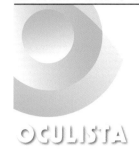

特集／水晶体脱臼・偏位と虹彩欠損トラブル

水晶体脱臼・偏位の治療①
―進化する強膜内固定術，私のこだわり眼内法1―

松島博之*

Key Words： 強膜内固定フランジ法(flanged intrascleral intraocular lens fixation)，ダブルニードルテクニック(double-needle technique)，眼内レンズ2次挿入(secondary implantation of intraocular lens)，前部硝子体切除(anterior vitrectomy)，硝子体可視化(vitreous visualization)

Abstract： 山根式強膜内固定フランジ変法のポイントをできるだけわかりやすく詳しく解説する．
　眼内レンズ(IOL)は NX-70，X-70(参天製薬)または AN6KA，AN6MA(興和)を使い分ける．手術を始める前に，過去の手術歴と創口，サイドポート，フランジ作成位置をマネージメントする．麻酔は痛みが出ないように通常の白内障手術より深く行い，十分に開瞼する．前部硝子体は広い範囲で切除吸引し，マキュエイド®を用いて嵌頓硝子体をすべて切除する．30 G 針刺入時に創口から向かって右側は創口から離す．刺入時には眼圧を上げる．IOL は虹彩上に排出し，落下を防ぐ．支持部は把持位置に気をつけて前嚢鑷子で 30 G 内腔に挿入する．IOL センターリングに気をつけて両方の 30 G 針を引き抜き，フランジは小さく作成して強膜内に埋没する．

はじめに

　ダブルニードルテクニックを使用した強膜内固定フランジ法は瞬く間に眼内レンズ(IOL)2次固定手技として広まっている．筆者が IOL 強膜内固定という術式を初めて見たのは，American Society of Cataract and Refractive Surgery Annual Meeting でインドの Dr. Agarwal が手術動画を紹介していたときであった．生体接着剤で強膜に IOL 支持部を固定する荒々しい手法は，自分には過激で当時は認知されるとは思わなかった[1]．この手技の良い点を真っ先にみつけたのが本特集の編集者である小早川で，当時から強膜内固定が IOL 2次固定の主流になることを見抜いていた[2]．そして Ohta ら[3]や Yamane ら[4]が実際に臨床で使

用可能な手術手技に改良した．これらの先生はまさしく先見の明があったのだと思う．筆者もだいぶ遅れたが，強膜内固定フランジ法をみて洗練した手術手技に共感し，自分でも行うようになった．以前行っていた IOL 縫着を支持する施設も多いと思うが，自分では強膜内固定に変更してから，手術時間も短縮し，2次固定手術に対するストレスも大幅に減少した．筆者のところで行っている強膜内固定フランジ変法は山根の方法を改変したものである．オリジナルの方法では主切開創を左手側に作成しなければならないので，完全右利きの筆者は違和感があり，どうしても右手寄りの創口を作りたかった．右手寄りの創口にするとオリジナルと異なる注意点が出てくる．最近では症例数も増えて手術手技のポイントもわかってきているので，現時点で筆者の考えている強膜内固定フランジ変法のポイントをできるだけわかりやすく詳しく解説したい．

* Hiroyuki MATSUSHIMA, 〒321-0293　栃木県下都賀郡壬生町小林 880　獨協医科大学眼科学教室，准教授

手術の準備

　強膜内固定フランジ変法に使用できる IOL は 3 ピース形状のみである（表 1）．基本的に着色の NX-70（参天製薬）か非着色の X-70（参天製薬）を使い分けることが多い．光学部径は 7.0 mm で全長は 13.2 mm である．若年者や非着色 IOL が脱臼した症例では非着色である X-70 を使用するようにしている．IOL パワーが＋5.0 D〜＋27.0 D までなのでそれを超えるものは AN6KA（興和）か AN6MA（興和）を使用する．こちらの光学径は 6.0 mm で全長 13.0 mm と短いことは念頭に置いておく必要がある．IOL パワー選択について，経験上若干近視化する傾向にあるが，ほぼ嚢内固定と同等と考えて良いと思う．小角膜症例に 7.0 mm IOL を使用すると，手術操作のためのワーキングスペースが取れないので，6.0 mm IOL を選択する．支持部を挿入する針は 13 mm の 30 G 針（栃木精工：https://www.tochigiseiko.co.jp）を使用している．内腔が若干広くなっているので IOL 支持部挿入が可能である．他社のものであると内腔が狭くて支持部が入らないので忘れずに準備しておく．

　その他に硝子体切除を行うための硝子体カッターや硝子体を可視化するマキュエイド®（わかもと製薬），縮瞳用のオビソート®（第一三共），灌流ポート，フランジ作成のためのアキュテンプ®（ア

表 1. 強膜内固定フランジ変法に使用可能な IOL

IOL の種類	NX-70/X-70 （参天製薬）	AN6KA/AN6MA （興和）
全長	13.2 mm	13.0 mm
光学部径	7.0 mm	6.0 mm
パワー	＋5.0〜＋27.0 D	−7.0 D〜＋30.0 D

ルコン）等の準備を忘れずにしておく．

術前創口位置のマネージメント

　どの位置に切開創を作成し，そして 30 G 針を刺入するかは重要なポイントであり，術前計画を考えておくことで手術の流れが良くなり，手術時間が大幅に短縮できる．前に硝子体手術を行っている症例では硝子体脱出はしないことが多いので早い段階で強膜内固定手技に移行できるが，硝子体手術の既往のない症例ではしっかりと硝子体の処理をしないといけない．3 ポートを作成するのか，角膜からのアプローチで十分なのか術前より考えておく．白内障や緑内障の手術既往があると，強膜が薄くなっている場合やブレブが存在することがあり，この部位は創口作成位置からずらさなければならない．水晶体嚢外摘出術や嚢内摘出術等で大きく切開跡がある症例では耳側付近で切開創を作成することもある．

　もう 1 つ大切なのは 30 G 針を刺入する位置である．創口から向かって左側の 30 G 針は創口から近くても問題なく IOL 支持部を挿入可能であるが，創口から向かって右側の 30 G 針は創口から離れているほうが支持部を針穴に通しやすい（図 1）．

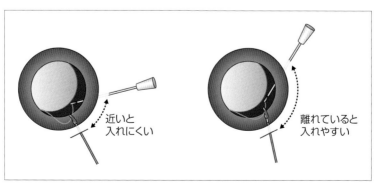

図 1. 30 G 針刺入位置
主切開創の右側の 30 G 針刺入位置は創口から離したほうが操作しやすい．

必ず右側の 30 G 針刺入位置が創口から離れるように手術計画を立てる．強度近視等，眼球が大きい症例では角膜径も大きく，強膜内固定時に IOL 支持部の長さが足りなくなることがある．角膜は横径よりも縦径のほうが短いので，最終的な 30 G 針刺入部位が縦方向になるように創口作成位置も含めて逆算して走行位置のマネージメントをしておく必要がある．

開瞼器と麻酔

実際の手術では，まず十分に開瞼することが重要である．開瞼しワーキングスペースを大きく取れると手術操作しやすい．開瞼器のバネが弱いと結膜の露出量が少なく，創口作成や 30 G 針刺入に苦労する．ネジ式の開瞼器等を用いて大きく開くようにする．

麻酔はテノン嚢下麻酔を行っているが，通常の白内障手術よりは痛みが出やすいので，針先を深く眼窩内に進めて 2〜3 ml 程度麻酔を注入すると手術可能なことが多い．痛みに弱い症例では球後麻酔でも良い．手術の最初は痛みがなくても，30 G 針刺入時や 3 ポート作成時に痛みを伴うことが多いので，刺す前に患者に告知し不安を取り除くと良い．実際に痛みが出る場合は麻酔を追加する．通常の白内障手術よりは切開創が大きく，疼痛時に血圧が急上昇すると脈絡膜下出血のリスクが上がるので，できるだけ痛みが出ないように心がける．

硝子体と水晶体嚢の処理

前部硝子体は広い範囲で切除吸引しておく．前部の 1/3 程度の硝子体は切除するつもりで硝子体カッターを使用する．以前はカットレートを下げる等の工夫をしていたが，現在の硝子体カッターは改良され効率が向上しているので，通常の硝子体処理の設定で十分に硝子体を切除できる．外傷後やアトピー患者の場合は術後網膜剥離のリスクが高いので，3 ポートを作成し，すべての硝子体を切除し，必要に応じて網膜レーザー光凝固を

行っておいたほうが良い．安易に部分的硝子体切除を行うと，術後すぐに網膜剥離に直面することがある．硝子体切除をする場合に，主切開創やサイドポート等，眼外に交通している部分に硝子体が嵌頓することを念頭に置く．マキュエイド®希釈液を創口に向かって注入し，意識して可視化する．完全に嵌頓が解除されればそのまま強膜内固定に進めるが，不安があるときはオビソート®で縮瞳して硝子体を確認する．

水晶体嚢が残っているときはできるだけ切除せずに残すことを勧める．水晶体嚢が部分的にでも残っていると強膜内固定後に IOL の回旋を抑制してくれるので，瞳孔捕獲が起こりにくい．ただし，核片や皮質は取り除く必要がある．若年症例で虹彩が柔らかい症例では特に瞳孔捕獲が生じやすいので，最近ではできるだけ水晶体嚢を残して強膜内固定を行うように心がけている．

硝子体カッターによる周辺虹彩切除は，瞳孔捕獲が生じる可能性があると判断した場合に行う．落屑症候群等の小瞳孔症例では瞳孔捕獲は起こらないので周辺虹彩切除は行っていない．周辺虹彩切除を行う場合は最周辺部に小さく開けるようにする．また，手術の最後に切除すると，虹彩片が飛び散り眼内に残り飛蚊症を生じることがあるので，強膜内固定術を始める前にオビソート®で中等度縮瞳してから手術の早い段階で行うようにしている．

30 G 針の刺入

角膜輪部から 2 mm の位置に刺入している．支持部形状をイメージして 30 G 針は強膜に平行からやや眼内に向かう方向で刺入する．刺入時に眼圧が下がっていると正確な場所に刺入できないのと，医原性に脈絡膜剥離を作って出血し，術後眼圧低下や逆に眼圧上昇が生じる原因となるので，必ず眼圧を 30 mmHg 程度まで上げてから刺入するようにする．刺入位置は前述のように主創口から左側は創口に近く，右側は離すようにすると後の支持部挿入が操作しやすくなる．2 つの針は

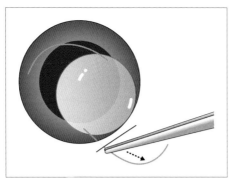

図 2. 前方支持部把持のコツ
後方支持部を引くと隅角に隠れて見えに
くい前方支持部が見やすくなる.

ちょうど180°離すようにすると IOL のセンタリングが良くなる. 慣れないうちはスキンマーカー等で刺入部をマーキングしたほうが安全である.

IOL 挿入

IOL 挿入時に極大散瞳していると硝子体腔内に IOL が落下する可能性がある. 散瞳状態が良いときはオビソート®を使用して, 若干縮瞳しておいたほうが安全である. NX-70 や X-70 のインジェクターは先端が短いので, IOL 挿入時に支持部先端が出てきたところで, 創口から左側の虹彩上を這うようにして IOL を排出していくと硝子体腔内に落ちにくい. IOL の開きが遅いので急いで排出すると IOL が逆回転することがある. 光学部が出てきたらある程度開くまでインジェクターを引き抜かないようにして待ち, 安全を確保しゆっくり後方支持部をインジェクターから排出する. AN6KA と AN6MA は逆に開きが早い素材である. 慣れないと暴発しているように感じ怖いかもしれない. 可能であれば事前に操作して慣れておくと良い. 怖がってゆっくり操作しすぎると IOL の開く力で光学部に亀裂が入ることがある. 挿入し始めたら一定のスピードで眼内に挿入する. IOL が硝子体腔内に落ちる可能性を考えて常に左手に鑷子を持って操作すると良い. 挙動がおかしいときはすぐに鑷子で後方支持部をつかんで IOL の落下を予防する.

IOL 支持部の 30 G 針への挿入

この部分の操作がこの術式の最も難しいところ

かも知れない. まず創口左側の 30 G 針に支持部を挿入する. 支持部の把持には前囊鑷子を使用している. 前囊鑷子はサイドポートから挿入したほうが IOL との角度がついて前方支持部をつかみやすい. 前方支持部が隅角まで移動してつかみにくい場合は, 後方支持部を鑷子で引いて IOL 全体を主創口に引き戻すと前方支持部が見えてつかみやすくなる(図 2). 前方支持部は先端から約 2 mm 程度の部分を前囊鑷子でつかむ. 短いと針穴に入らないし, 長いと操作が難しくなる(図 3). 左手で 30 G 針を把持し, 右手の前囊鑷子で支持部の向きを考えながら把持し, 30 G 針の内腔に向かって支持部先端が進んでいくように挿入する. 慣れてくると簡単に操作できるので, wet lab 等で練習してから手術に臨むと良い. 支持部先端が入ったら, 支持部全体の 2/3 程度まで挿入を進めると, その後の操作で抜けにくい. 前方支持部の後は後方だが, その前に光学部を虹彩の下に押し込んでおくと良い. 後方支持部操作中は光学部が硝子体腔に移動して見えなくなり怖い感じがするかも知れないが, 支持部をしっかり針穴に通しておけば抜けることはない. 後方支持部も先端から 2 mm 程度の部分を把持するが, このときにも支持部先端が 30 G 針穴の内腔に向かうように考えて把持する必要がある. 2 回目の 30 G 針も左手で持つか, 手の震え等が心配な術者は助手に把持してもらうと安定する. 前方支持部同様に先端を針内腔に向けて進めて, 全長の 2/3 程度まで挿入しておく.

AN6KA や AN6MA を使用する場合, 支持部が

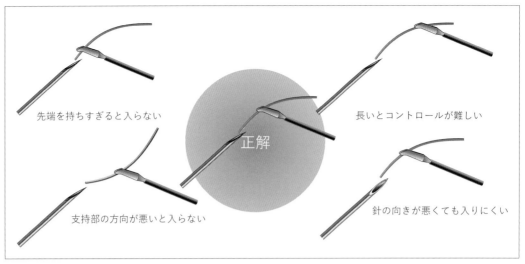

図 3. 支持部を 30 G 針に挿入するコツ
支持部を把持する位置と針穴の向きに注意すると比較的簡単に挿入できる.

先端を持ちすぎると入らない

長いとコントロールが難しい

正解

支持部の方向が悪いと入らない

針の向きが悪くても入りにくい

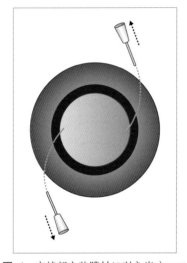

図 4. 支持部を強膜外に引き出すコツ
左右の 30 G 針を刺入したときと逆方向に
ゆっくり同時に引き出す.
IOL 光学部が中心から偏位しないようにする
と均等に引き出せる.

若干細いので 30 G 針内腔への挿入は容易であるが, その分抜けやすい. また, 支持部と光学部の接合が NX-70 や X-70 と比べて弱いので, 乱暴な操作をすると抜けてしまうことがある.

30 G 針と支持部の引き抜き

30 G 針内腔への支持部挿入が終わったら, 強膜外に IOL 支持部を引き出す. このときは最初に 30 G を挿入した方向を抵抗なく戻すイメージで行う. 両方の 30 G をゆっくり同時に引いていくと

IOL 光学部が中央に移動し, センタリングが良好な状態になる(図 4). この位置をキープしながら 30 G 針を抵抗なくゆっくりと引き抜いていく. 片方の針が強膜内に抜けて IOL 支持部の青い部分が見えてきたら, その部分のみ 30 G 針を先に引き抜き, 支持部先端を把持して少し眼球内に戻し, 支持部は把持したままで, 反対側の 30 G 針を引き抜いても支持部が眼内に戻らないようにする. 両方の 30 G 針を引き抜いたら, 両手を鑷子に持ち替えて支持部をバランス良く引いて IOL センタリングを決める. このときに偏位や偏心している場合は矯正が難しいので, どちらの 30 G 針の刺入に問題があるか判定し, IOL を前房中に戻して, 再度 30 G 針の刺入からやり直したほうが良い. フランジ後の IOL 位置矯正は難しい.

支持部のフランジと埋没

支持部の位置調整が終わったらその位置で固定できるのを目標に支持部先端を 1~2 mm 程度切断してからアキュテンプ® でフランジを作る. フランジはアキュテンプ® の熱で作るので, 支持部と接触させない. 支持部と接触すると支持部先端が汚い形状になる. また, 灌流液や眼粘弾剤があると熱が伝わりにくく, フランジができにくいので, 灌流液で洗浄後, MQA(眼科手術スポンジ)等で水分を拭き取ってからフランジを置く. 強膜内

固定変法の場合，右手寄りに切開創を作るとフランジを置くところが眼瞼の下になって見えにくくなることがある．その場合は開瞼器を引いてスペースを確保する．慣れないと支持部が抜けてしまうのが不安で，フランジを大きくしてしまいがちだが，フランジは小さいほうが強膜内に押し込みやすい．大きいと術後に強膜外に出てきてしまうことがある．できるだけ小さいフランジを作成し，確実に強膜内に埋没する．大きくなってしまった場合は，強膜に切れ目を入れて埋め込むか，フランジ部分を小さく切断し，再度フランジを作り直す．

　フランジ後にIOL位置矯正を行おうと思っても難しい．必要な場合はIOLを摘出して，やり直したほうが最終的には良い結果が出るような気がする．フランジ部分を強膜内から出すのは難しいが，自分の経験上，前囊鑷子先端は比較的鋭いので，鑷子先端で何度かつかんでいるうちに引き出せることが多い（図5）．後はフランジ部を切断し，虹彩上にIOLを持ち上げてから眼外に摘出する．NX-70とX-70は硬い材質で切断が難しい．摘出時はL切開を活用すると良いと思う．

終わりに

　強膜内固定フランジ変法の現在の手法について注意すべき点をできるだけ詳しく記載した．長々と書いてしまったので，わかりにくい部分があるかも知れないが，手術全体を部分的に分けて悩んでいる部分だけでも読んでいただき，強膜内固定法の克服のヒントにしていただけることを願う．

　なお，ご存知の通り術式はその都度進化していくので，またいくつかの手法が変わっていくことはご容赦願いたい．

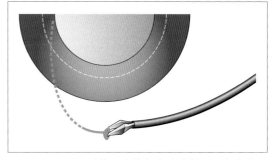

図 5．フランジ後に支持部を強膜外に引き出すコツ
一度フランジを作って強膜内に埋没すると引き出すのは難しい．
前囊鑷子の先端を鑷子のように使って引き出す．

文　献

1) Agarwal A, Kumar DA, Jacob S, et al：Fibrin glue-assisted sutureless posterior chamber intraocular lens implantation in eyes with deficient posterior capsules. J Cataract Refract Surg, **34**：2-7, 2008.
Summary　フィブリン生体糊を使用した初期強膜内固定法を解説した文献．

2) 小早川信一郎，松本　直，権田恭広ほか：支持部を強膜内に固定する新しい眼内レンズ二次挿入術の早期成績．眼科手術，**23**：1433-1438, 2010.
Summary　国内における強膜内固定法の術後成績を示した最初の文献．

3) Ohta T, Toshida H, Murakami A：Simplified and safe method of sutureless intrascleral posterior chamber intraocular lens fixation：Y-fixation technique. J Cataract Refract Surg, **40**：2-7, 2014.
Summary　太田氏考案のY-fixation techniqueを解説した文献．

4) Yamane S, Sato S, Maruyama-Inoue M, et al：Flanged Intrascleral Intraocular Lens Fixation with Double-Needle Technique. Ophthalmology, **124**：1136-1142, 2017.
Summary　山根氏考案のdouble-needle technique（フランジ法）を解説した文献．

MB OCULI. No. 102 : 14 – 24, 2021

特集／水晶体脱臼・偏位と虹彩欠損トラブル

水晶体脱臼・偏位の治療②
―進化する強膜内固定術，私のこだわり眼内法 2―

西村栄一*

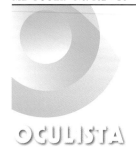

Key Words : 強膜内固定術(intrascleral fixation)，眼内法(intraoclular method)，鑷子法(hand shake method)，ダブルニードル法(double-needle method)，フランジ法(flange method)，ダイレクトニードル法(direct-needle method)

Abstract : チン小帯断裂により，水晶体嚢を使用できない場合の IOL 固定法としては，強膜内固定術が現在広まっている．強膜内固定手術手技の特徴は，眼内に挿入した IOL の支持部をいかに眼外に引き出し，強膜内に挿入，固定するか，という支持部の操作にある．その支持部操作を眼内で行う方法(眼内法)と眼外で行う方法(眼外法)に分けられており，今回，眼内法の代表である鑷子法とダブルニードル＆フランジ法について，各手技のポイント，注意点，自身のこだわりについて述べた．両術式ともに，手技のポイントの理解，適切な道具の使用，模型眼や豚眼を用いた手技の習得をすれば，安全に施行することのできる術式である．

はじめに

高齢者の増加，手術適応の拡大，合併症例への積極的な眼内レンズ(intraocular lens : IOL)の挿入により，白内障手術件数は増加し，これに伴い，術後の IOL 偏位・脱臼例も増加しており，白内障術後の 0.1〜2% に生じるといわれている[1]〜[3]．チン小帯断裂により，水晶体嚢を使用できない場合の IOL 固定法としては，1990 年代より毛様溝縫着術がその役割の中心を担っていた．しかし毛様溝縫着術は術式が煩雑で，特に縫着糸に関するトラブルを生じやすく，術中は眼内で縫着糸が絡まったり，結紮が外れてしまう等，不慣れな術者にとってはハードルが高かった．また術後は経年変化による縫着糸の劣化や脱落により IOL 偏位や脱臼を生じたという報告も散見された[4]．そのような背景のなか，2007 年に Gabor らによって強膜

内固定術が初めて報告された[5]．その後，Agarwal らによってフィブリン糊を用いた強膜内固定術も報告され[6]，術中・術後を通じて縫着糸に関するトラブルがないシンプルな術式は，次第に世界中に広がってきている．本邦においては 2010 年に小早川らが初めて報告し[7]，現在急速に普及しており，さまざまな術式のバリエーションも報告されている．今回は強膜内固定術手技のなかで，筆者が日常臨床で用いている眼内法について自身のこだわりも含めつつ，述べてみたい．

眼内法とは

強膜内固定手術手技の特徴は，眼内に挿入した IOL の支持部をいかに眼外に引き出し，強膜内に挿入，固定するかという支持部の操作にある．その支持部操作を眼内で行う方法(眼内法)と眼外で行う方法(眼外法)に分けられている．眼内法は支持部の受け渡しを眼内で行う方法で，手技はシンプルだが，眼内での操作のため角膜，虹彩障害等を生じやすく，受け渡しがうまくいかないと IOL

* Eiichi NISHIMURA，〒227-8518　横浜市青葉区藤が丘 2-1-1　昭和大学藤が丘リハビリテーション病院眼科，教授

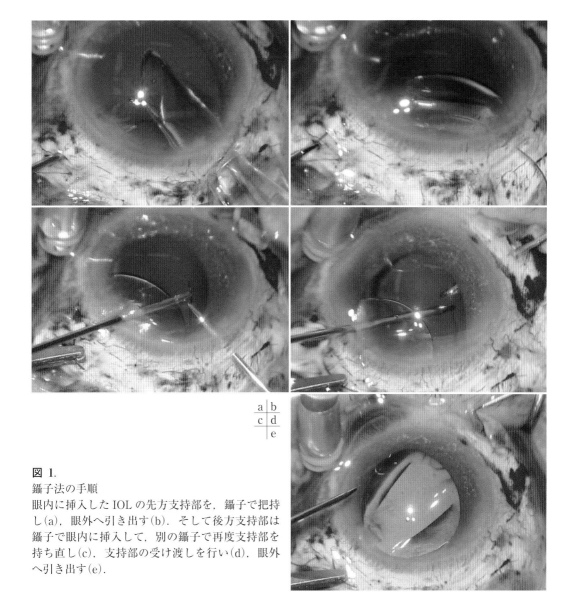

a | b
c | d
| e

図 1.
鑷子法の手順
眼内に挿入した IOL の先方支持部を，鑷子で把持
し(a)，眼外へ引き出す(b)．そして後方支持部は
鑷子で眼内に挿入して，別の鑷子で再度支持部を
持ち直し(c)，支持部の受け渡しを行い(d)，眼外
へ引き出す(e)．

が硝子体へ落下することもあり，やや煩雑である
といわれている．それに対し，眼外法は支持部の
受け渡しを眼外で行うため，眼内組織への障害の
リスクはないが，特殊なデバイスが必要となり，
その作製，使用に慣れを要する．筆者は強膜内固
定術の際，眼内法の代表である鑷子法とダブル
ニードル&フランジ法を用いており，それぞれの
手技のポイント，注意点，自身のこだわりについ
て示してみる．

1．鑷子法

Gabor らによる強膜内固定術の最初の報告[5]，
その後の Agarwal らによるフィブリン糊を使用
した報告[6]，小早川らによる本邦最初の報告[7]も鑷

子法であった．その後，Ohta らによって Y-fixation
法[8]，T-fixation 法[9]が発表され，海外，本邦を含
め，鑷子法によって強膜内固定術は始まり，普及
したといっても過言ではない．その手技はシンプ
ルである．眼内に挿入した IOL の先方支持部を，
鑷子で把持し(図 1-a)，眼外へ引き出す(図 1-b)．
そして後方支持部は鑷子で眼内に挿入して，別の
鑷子で再度支持部を持ち直し(図 1-c)，支持部の
受け渡しを行い(図 1-d)，眼外へ引き出す(図 1-e)
という方法である．支持部を直接鑷子で把持する
ことができるので，シンプルで確実な手技である．

以下，場面ごとにポイントと注意点を述べてみ
る．

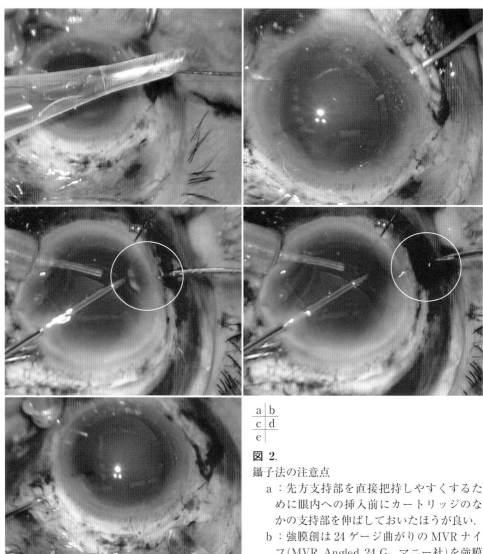

a | b
c | d
e |

図 2.
鑷子法の注意点
 a：先方支持部を直接把持しやすくするために眼内への挿入前にカートリッジのなかの支持部を伸ばしておいたほうが良い.
 b：強膜創は 24 ゲージ曲がりの MVR ナイフ（MVR Angled 24 G，マニー社）を強膜に垂直に刺入して作製している.
 c〜e：鑷子を強膜創から挿入する際，眼内圧が低下した状態では，鑷子が挿入しにくく，毛様体を引っかけ(c)毛様体解離を生じたり，出血から脈絡膜出血を生じたりするリスクがある(d). そのため筆者は眼圧をしっかり保った状態で先に鑷子を眼内に入れ，そのあとに IOL を挿入するという順で施行している(e).

 IOL 挿入は大きめの切開創から IOL を折り曲げずそのまま挿入する，もしくは小切開創から IOL を折りたたんで挿入する，またはインジェクターを用いて挿入する方法があり，症例により術者のやりやすい方法を選択すると良い.
 IOL を挿入したら先方支持部を眼内に挿入した鑷子で直接把持をする. 先方支持部を直接把持す

るには眼内への挿入前にカートリッジのなかの支持部を伸ばしておいたほうが良い（図 2-a）. 強膜創は 24 ゲージ曲がりの MVR ナイフ（MVR Angled 24 G，マニー社）を強膜に垂直に刺入して作製している（図 2-b）. 24 ゲージでは術終了時に眼内液が漏出する可能性があり，縫合が必要なことがある. しかし強膜創が小さいと IOL 支持部が

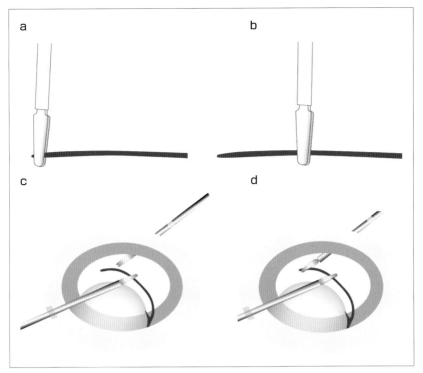

図 3. 鑷子法における支持部の把持位置

鑷子で IOL の先方支持部を把持する位置は，支持部の最先端が良い(a)．先端を余らせて把持して眼外に支持部を引き出そうとすると(b)，抵抗があり引き出しにくく把持が眼内で外れてしまったり，毛様体から出血を生じてしまうことがある．次に後方支持部の受け渡しは，2 本の鑷子で支持部先端を把持することとなる．そのため後方支持部を眼内に挿入する際に，受け渡しに必要なだけ IOL の先端を余らせて把持することが重要である(c, d)．

タイトに挟まり術後 IOL 偏心・傾斜の原因になるという報告もあり[10]，縫合が必要になっても少し遊びがある幅のほうが良いと考えている．鑷子を強膜創から挿入する際，切開創から IOL 支持部が出ていたり，インジェクターにより切開創が開放されている等，眼内圧が低下した状態では，鑷子が挿入しにくく，毛様体を引っかけて(図 2-c)毛様体解離を生じたり，脈絡膜出血を生じたりするリスクがある(図 2-d)．そのため筆者は眼圧をしっかり保った状態で先に鑷子を眼内に入れ，そのあとに IOL を挿入するという順で施行している(図 2-e)．眼内圧の調整は，後方支持部の把持のため鑷子を眼内に挿入する際も，気をつけなければならないポイントである．カートリッジで挿入した IOL の先方支持部を鑷子で把持する位置は，支持部の最先端が良い(図 3-a)．先端を余らせて把持して眼外に支持部を引き出そうとすると

(図 3-b)，抵抗があり引き出しにくく把持が眼内で外れてしまったり，毛様体から出血を生じてしまうことがある．次に後方支持部の受け渡しは，2 本の鑷子で支持部先端を把持することとなる．そのため後方支持部を眼内に挿入する際に，受け渡しに必要なだけ IOL の支持部先端を余らせて把持することが重要である(図 3-c, d)．眼外に支持部を誘導したら，強膜内への支持部挿入を行う．筆者は Ohta らの提唱する T 字切開を用いており，その作製にはいくつかのポイントがある．強膜トンネル作製には，24 ゲージの MVR ナイフを用いているが，強膜に刺入する際，その深さが重要なポイントとなる．浅いと術後に支持部が結膜下に露出することがあり，逆に深いと毛様体に触れ，出血することがある．強膜に刺入したら，薄くナイフが見える深さで先端を進めることがポイントである(図 4-a)．強膜トンネルの幅だが，

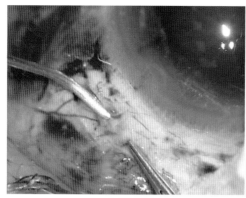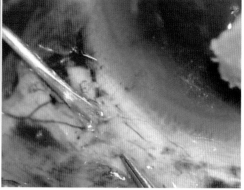

a｜b

図 4. 鑷子法における強膜トンネル作製のポイント
強膜トンネルを 24 ゲージの MVR ナイフで作製する際，薄くナイフが見える
深さで先端を進めることがポイントである(a)．強膜トンネルの幅は，24 ゲー
ジの横幅だけでは狭く，支持部を挿入しにくいことがある．トンネルを少し大
きめに切開しておくと挿入しやすくなる(b)．

24 ゲージの横幅だけでは挿入しにくいことがあ
る．特に支持部がポリフッ化ビニリデン(polyvi-
nylidene fluoride：PVDF)製で柔らかいと，うま
くトンネルに入りにくい．そのような場合，鑷子
で支持部を直接把持してトンネルへの挿入をする
ことになるが，強膜トンネルの横幅がきついと，
うまく中に支持部を挿入できても鑷子を取り出す
際に一緒に支持部も外に出てきてしまうことも多
い．そのためトンネルの横幅を少し大きめに切開
しておくと挿入しやすくなる(図 4-b)．また支持
部の強膜トンネルへの挿入には，強膜創から強膜
トンネルまでの距離もポイントである．その距離
が短いと外に向かって出ている支持部を強膜の
カーブに合わせてトンネルに挿入することが困難
となる(図 5-a)．その距離が長いと挿入しやすく
通常例であれば問題ないが(図 5-b)，角膜径が大
きい症例では支持部の長さが足りなくなり，トン
ネル内に挿入する支持部の長さが足りず，術後に
支持部脱落，IOL 偏心・脱臼の原因になってしま
うことがある．筆者は強膜創から強膜トンネルま
で約 1.5〜2 mm 程度の距離を置いている．先方，
後方支持部を強膜トンネル内に挿入できたら，
IOL の偏心・傾斜を確認しつつ，強膜トンネル内
に挿入する支持部の長さを調整する．調整法につ
いては後述する．鑷子法の場合，24 ゲージの強膜
創があるため，創からの漏出があれば，迷わず 8-
0 バイクリルで縫合を行う．

2．ダブルニードル＆フランジ法

ニードル法は挿入した IOL 支持部を別途刺入
した誘導針の内腔に挿入し，眼外に針を引き出す
と内腔に収められた IOL 支持部も外に引き出さ
れるという方法である．Yamane らは先方支持部
と後方支持部を同時にニードル法にて眼外に支持
部を引き出すダブルニードル法を考案した[11]．当
初，針で強膜トンネルを作製し，支持部を挿入し
て固定していたが，2017 年に支持部先端をアキュ
テンプ(日本アルコン社)で焼灼し，それを強膜に
埋没するフランジ法を発表した[12]．その手技の簡
便さから世界的に広まっており，低侵襲かつ短時
間で施行可能な手技である．

ダブルニードル＆フランジ法手技のポイントと
注意点を述べてみる．重要なポイントは IOL の挿
入方向と強膜から刺入させる誘導針の位置関係，
誘導針の選択，誘導針の刺入方向，誘導針内腔へ
の支持部挿入が挙げられる．IOL の眼内挿入は，
鑷子法同様，大きめな切開創から IOL をそのまま
挿入する方法か，小切開創から IOL を折りたたん
で挿入またはインジェクターを用いて挿入する．

次に IOL 支持部を眼内から眼外に誘導するが，
ここでダブルニードル法が用いられる．ダブル
ニードル法では，誘導針内腔への支持部挿入にお
いて，IOL 挿入方向と誘導針の刺入方向が重要で
ある．支持部を右手の鑷子で把持して，左手の誘
導針内筒に挿入するには，挿入した IOL の支持部

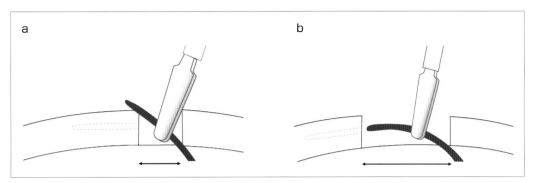

図 5. 強膜創から強膜トンネルまでの距離
強膜創から強膜トンネルまでの距離もポイントである．その距離が短いと
外に向かって出ている支持部を強膜のカーブに合わせてトンネルに挿入す
ることが困難となる(a)．その距離が長いと挿入しやすくなる(b)．

図 6.

	a
b	c

ニードル法のポイント
ニードル法は誘導針内腔への支持部を挿入す
る．その際，IOL 挿入方向と誘導針の刺入方向
が重要である．支持部を右手の鑷子で把持し
て，左手の誘導針内筒に挿入するには，挿入し
た IOL の支持部と誘導針が一直線状になるこ
とが必要である(a)．上方(12 時方向)から IOL
を挿入して操作しやすい 4 時方向から誘導針を
刺入した場合，その角度が約 90° 以上となる
と，支持部と誘導針が一線になりにくい(b)．
IOL 挿入創を 1 時方向にすると支持部と誘導針
の位置が適切な位置となる(c)．

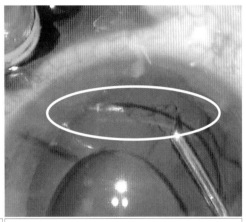

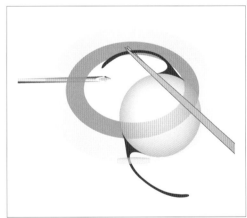

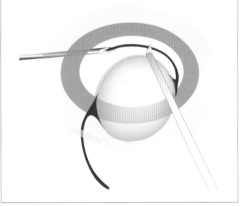

と誘導針が一直線状になることが必要であり(図
6-a)，そのためには IOL 挿入創と誘導針刺入部の
角度が 90° 弱になることがポイントとなる．上方
(12 時方向)から IOL を挿入して操作しやすい 3〜
4 時方向から誘導針を刺入した場合，その角度が
約 120° となり，支持部と誘導針が一直線になりに
くい(図 6-b)．IOL 挿入創を 1 時方向にすると支

持部と誘導針の位置が適切な位置になりやすい
(図 6-c)．Yamane らのオリジナルの手技では先
行支持部と IOL を一旦，虹彩の上に置くことに
なっている．続いて 30 ゲージ肉薄針の針先端を曲
げ，角膜輪部より約 2 mm の位置の強膜から眼内
に刺入する．反対側の角膜サイドポートから鑷子
を挿入，IOL 先行支持部先端を把持して，30 ゲー

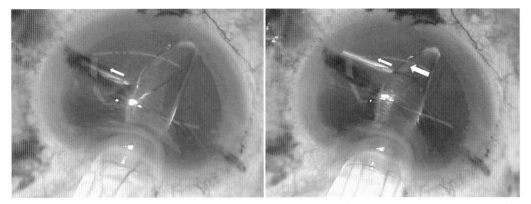

図 7. インジェクターから直接支持部をニードル内筒に入れる方法　　　　　　a｜b

眼内にインジェクターを挿入後，カートリッジ先端から支持部を少しだけ外に出し，直接誘導針内筒に支持部を挿入している(a)．まずは先端を内筒に挿入し，その状態で少し IOL をカートリッジ内で進めると，支持部のたわみがカートリッジ内壁に接する．そのときカートリッジを誘導針側に押すと(白矢印)，支持部先端が誘導針の内筒を進み，外れにくくなる(b)．

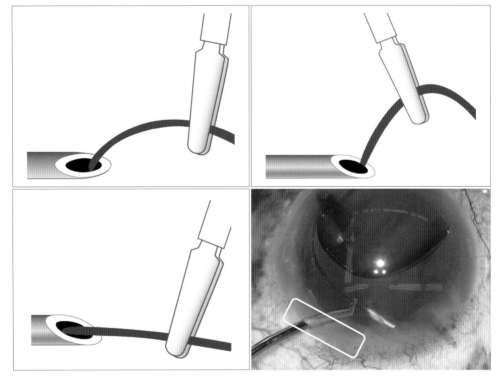

図 8. ダブルニードル法のポイント　　　　　　　　　　　　　　　　　　a｜b
　　　　　　　　　　　　　　　　　　　　　　　　　　　　　　　　c｜d

ニードル法のポイントは誘導針内腔への支持部挿入であり，誘導針先端のベベルや支持部の方向を一致させることがポイントである．a はベベルの向きが支持部先端に向かって垂直方向を向いており，挿入しにくい．b は支持部先端がたわみ，うまく誘導針内筒に支持部が入っていきにくい．c は誘導針のベベル，内筒，支持部先端の方向がほぼ一直線となり，挿入しやすい．

ダブルニードル法では後方支持部の挿入が煩雑な手技となる．角膜サイドポートより IOL 挿入創(白囲み)から鑷子を挿入したほうが，創の幅が広いため，ワーキングスペースに余裕があり手技が容易となる(d)．

ジ針の内筒に挿入する．しかし先行支持部を虹彩上に置くと，直接支持部を鑷子で把持しようとして虹彩をつかみ虹彩を損傷したり，支持部先端が虹彩根部に入ってしまうと，支持部先端の適切な位置を把持するためにフックや追加の鑷子を使用して，支持部を瞳孔領近くまで引き出す操作が必要となる．そのため筆者らは，眼内にインジェクターを挿入後，カートリッジ先端から支持部を少しだけ外に出し，直接誘導針内筒に支持部を挿入している（図7）（ダイレクトニードル法）．これにより，虹彩上のIOL支持部を把持し，誘導針内筒に支持部を入れる作業が短縮できる．また，後方支持部を眼内に挿入する際，IOLが勢い余って飛び出し，硝子体内へIOLが落下することもあるが，先に支持部を内筒に入れておくと予防することができる．

　誘導針は，硝子体注射に使用している通常の30ゲージ針では支持部が内腔に入らないので，専用の30ゲージ肉薄針（栃木精工）を選択する．誘導針の強膜刺入方向は重要であり，内向きに20°，下向きに10°が良いとされている．支持部の強膜固定にフランジ法を用いるため，強膜内トンネルでIOL支持部が自身の自然なカーブに沿い，少しでも強膜内で支持部を支える長さが長いほうが術後にIOLが安定すると思われる．初心者では誘導針を垂直気味に入れてしまう傾向がある．術後のIOL傾斜の原因になりうるため，専用のガイドを使用することが勧められる[13]．

　ニードル法の一番のポイントは誘導針内腔へ支持部を挿入することであり，誘導針先端のベベルと支持部の方向を一致させることが重要である（図8-a〜c）．先方支持部は利き手として多い右手で支持部を把持したり，インジェクターを操作することができるため，比較的容易に挿入可能である．ダブルニードル法では後方支持部の挿入が煩雑な手技となる．先方支持部を先に眼外に出してしまうと，IOLが反時計回りに回転してしまい，後方支持部の誘導針挿入が困難になる．そのため先方支持部は眼内に押し込んで留置した状態で，

後方支持部の誘導針内腔への挿入を行う．また後方支持部の操作は右利きの場合，左手で支持部を把持し，右手で持った誘導針への挿入となるため，慣れが必要である．右手で把持した誘導針を動かして支持部内腔へ誘導するとやりやすい．また角膜サイドポートよりIOL挿入創から鑷子を挿入したほうが，創の幅が広いため，ワーキングスペースに余裕があり手技が容易となる（図8-d）．引き出した支持部は強膜内に固定するため，アキュテンプ（日本アルコン社）で先端を焼灼してフランジを作製する．近年，支持部を一部短縮して強膜内に固定したほうが，IOLの偏心・傾斜が軽減するといわれている．そのため，IOLの眼内の偏心・傾斜を確認して，IOL支持部を切断，調整してから，その先端にフランジを作製する方法が一般的である．筆者はフランジ法開始初期に，角膜径が大きい症例で，片方の支持部を短縮してフランジを作製する手技に夢中になり，対側の支持部が眼内に抜けてしまった苦い経験がある．そのため眼外に支持部を誘導したらすぐ，支持部が眼外に長くある状態で一旦支持部先端にフランジを作製している（図9-a）．その後であれば，片方の支持部の短縮，フランジ作製や切断に気を取られていても，対側の支持部が眼内に抜けてしまうリスクがなく，安心して作業に専念できる．フランジ作製は数秒でできることなので，手術時間のロスも少なく，初心者にはお勧めの手技である．そのあと落ち着いてIOLの位置を調整し，それに合わせて支持部先端を切断，再度フランジを作製して，強膜内に埋没している（図9-b〜d）．

術後のIOL安定化のポイント

　術後，IOLの偏心・傾斜を最小限にし，安定化させるには，IOLの選択，角膜の中心と点対称な位置への強膜創作製，強膜間距離と眼外のIOL支持部の長さがポイントであると考えている．

　まずIOL選択では，支持部操作が多い強膜内固定術において，特に眼内法は前房内の狭い空間で支持部の受け渡しをするため，支持部が硬いポリ

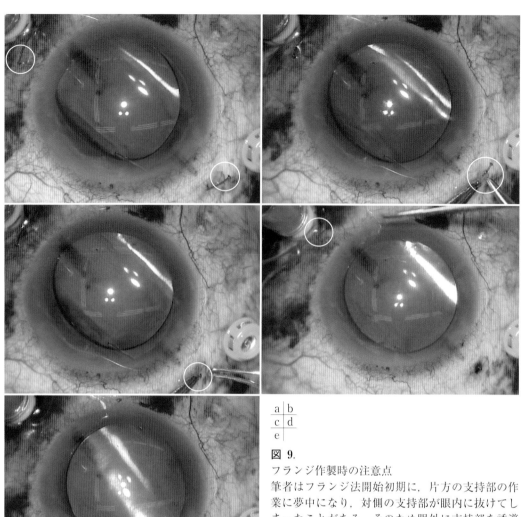

|a|b|
|c|d|
|e|

図 9.
フランジ作製時の注意点
筆者はフランジ法開始初期に，片方の支持部の作
業に夢中になり，対側の支持部が眼内に抜けてし
まったことがある．そのため眼外に支持部を誘導
したらすぐ，支持部が眼外に長くある状態で一旦
支持部先端にフランジを作製している(a：丸印)．
そうすると片方の支持部のフランジ作製や切断に
夢中になっていても，対側の支持部が眼内に抜け
てしまうリスクがなく，安心して作業に専念でき，
初心者にはお勧めの手技である．そのあと落ち着
いて IOL の位置を調整し，それに合わせて支持部
先端を切断(b)，再度フランジを作製して(c, d：
丸印)，強膜内に埋没している(e)．

表 1. 鑷子法，フランジ法における支持部先端調整法

ScTSc (mm)	鑷子法 眼外支持部の長さ	フランジ法 焼灼1mm分残して切断する長さ
14 未満	約 4 mm 引き出す	先端約 3 mm 切断
14〜16 未満	約 3 mm 引き出す	先端約 2 mm 切断
16 以上	約 2 mm 引き出す	先端約 1 mm 切断

強膜間距離(＝角膜輪部から強膜創までの距離×2＋角膜
径：ScTSc)，眼外支持部の長さを調整することにより
偏心・傾斜が軽減できるため，表のように支持部の長さ
を調整している．

メチルメタクリレート（polymethylmethacry-late：PMMA）製では，支持部先端が破損したり，支持部-光学部の接続部位に負荷がかかり，変形や破損を生じることがある[13]．支持部が柔軟で破損しにくい PVDF 製の IOL が勧められる．

　強膜創は，角膜の中心と点対称な位置に作製することが重要である．筆者らはトーリックマーカーを使用して，強膜創作製位置を決定している．

　IOL は，症例により角膜径が異なるため，そのまま固定すると，ある症例では IOL 支持部長が余り，IOL が深い位置にきて傾斜してしまったり，ある症例では逆に IOL が前方に位置し，場合によっては IOL 支持部が強膜トンネルから脱落，IOL が亜脱臼してしまうことも生じる[14][15]．筆者らは豚眼を用いて強膜間距離（角膜輪部から強膜創までの距離×2＋角膜径，Sclera to Sclera：ScTSc）別に眼外に出す支持部の長さを調整して，IOL の偏心傾斜を前眼部光干渉断層計（CASIA2®，TOMEY）で測定してみた[16]ところ，ScTSc 別に適切な眼外の支持部長が存在することが判明した．当科ではそのデータを参考に臨床例において，鑷子法であれば強膜内トンネルに挿入する支持部の長さ，フランジ法では切断すべき支持部の長さを表1のように設定している．

　鑷子法，ダブルニードル＆フランジ法においても，手術終了時に全例，虹彩切開を施行して，術後の虹彩捕獲を予防している．

まとめ

　強膜内固定術の眼内法の代表である鑷子法，ダブルニードル法のポイントと注意点を述べた．眼内法は眼外法に比べ，眼内の操作が煩雑といわれているが，術式を知り，手技に慣れれば安全に施行することのできる術式である．手技の理解，適切な道具の使用，模型眼や豚眼を用いた手技の習得，自身に合った手技の開発が大切であり，実際の臨床においても合併症を回避しつつ短時間で施行可能となる．

文　献

1) Gimbel HV, Condon GP, Kohnen T, et al：Late in-the-bag intraocular lens dislocation：incidence, prevention, and management. J Cataract Refract Surg, **31**(11)：2193-2204, 2005.

2) Pueringer SL, Hodge DO, Erie JC：Risk of late intraocular lens dislocation after cataract surgery, 1980-2009：a population-based study. Am J Ophthalmol, **152**：618-623, 2011.

3) 岩本　浩，三好輝行，吉田博則ほか：白内障術後眼内レンズの脱臼・亜脱臼の頻度．IOL & RS, **26**：73-79, 2012.

4) Price MO, Price F, Werner L, et al：Late dislocation of scleral-sutured posterior chamber intraocular lenses. J Cataract Refract Surg, **31**：1320-1326, 2005.

5) Gabor SG, Pavlidis MM：Sutureless intrascleral posterior chamber intraocular lens fixation. J Cataract Refract Surg, **33**：1851-1854, 2007.

6) Agarwal A, Kumar DA, Jacob S, et al：Fibrin glue-assisted sutureless posterior chamber intraocular lens implantation in eyes with deficient posterior capsules. J Cataract Refract Surg, **34**：1433-1438, 2008.

7) 小早川信一郎，松本　直，権田恭広ほか：支持部を強膜内に固定する新しい眼内レンズ二次挿入術の早期成績．眼科手術，**23**：125-130, 2010.

8) Ohta T, Toshida H, Murakami A：Simplified and safe method of sutureless intrascleral posterior chamber intraocular lens fixateon：Y-fixation technique. J Cataract Refract Surg, **40**：2-7, 2014.

9) 太田俊彦：【強膜内固定術のすべて】T-fixation technique. IOL & RS, **29**：162-168, 2015.

10) Matsumura T, Takamura Y, Makita J, et al：Influence of Sclerotomy Size on Intraocular Lens Tilt After Intrascleral Intraocular Lens Fixation. J Cataract Refract Surg, **45**：1446-1451, 2019.

11) Yamane S, Inoue M, Arakawa A, et al：Sutureless 27-gauge needle-guided intrascleral intraocular lens implantation with lamellar scleral dissection. Ophthalmology, **121**：61-66, 2014.

12) Yamane S, Sato S, Maruyama-Inoue M, et al：Flanged Intrascleral Intraocular Lens Fixation with Double-Needle Technique. Ophthalmology, **124**：1136-1142, 2017.

Summary　IOL 支持部先端を焼灼して強膜内に固定するフランジ法は簡便で安全な強膜内固定術を可能にしたテクニックである.

13) 池田尚子，山根　真，村上博美ほか：模型眼を用いた眼内レンズ強膜内固定術用ガイドの有用性の検討．日眼会誌，**123**：383-388，2019.

14) 西村栄一，三井千旦，早田光孝ほか：強膜内固定術後早期に眼内レンズが大きく傾斜した1例．眼科手術，**31**：421-425，2018.

15) 木崎順一郎，西村栄一，早田光孝ほか：眼内レンズ強膜内固定術後に強膜トンネルから支持部が脱落した2例．眼科手術，**33**：123-127，2020.

16) 栗家亜実，西村栄一，海老根利沙ほか：模型眼を用いた強膜内固定術の強膜間距離別眼内レンズの偏心と傾斜．IOL & RS，**33**：316-320，2019.

臨床実習で役立つ

形成外科診療・救急外来処置 ビギナーズマニュアル

―日医大形成外科ではこう学ぶ！―

編集 **小川 令** 日本医科大学形成外科主任教授

2021 年 4 月発行　B5 判　オールカラー　定価 7,150 円 (本体価格 6,500 円＋税)　306 頁

臨床の現場で活きる診察法から基本的な処置法・手術法を、日医大形成外科の研修法網羅した入門書。各疾患の押さえておくべきポイント・注意事項が箇条書き記述でサッと確認でき、外科系医師にも必ず役立つ一書です。

約 120 問の確認問題で医学生の国家試験対策にもオススメ!

目次

内容紹介動画もぜひご覧ください！

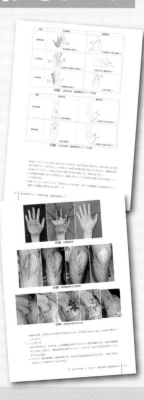

 全日本病院出版会　〒113-0033 東京都文京区本郷 3-16-4　Tel：03-5689-5989
www.zenniti.com　Fax：03-5689-8030

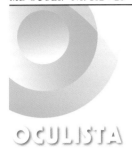

特集／水晶体脱臼・偏位と虹彩欠損トラブル

水晶体脱臼・偏位の治療③
―進化する強膜内固定術, 私のこだわり眼外法 1―

森野数哉*1　秋元正行*2

Key Words： 眼内レンズ強膜内固定術(intrascleral intraocular lens fixation), 眼外操作(extraocular manipurations), 3 ピースフォールダブル眼内レンズ(3 piece foldable intraocular lens), 27 G ヒーロン針(27 G blunted needle), 長尺肉薄 30 G 針(ultrathin 30 G needle)

Abstract： 眼内レンズ強膜内固定術において, 眼内操作と眼外操作を比べれば眼外操作のほうが自由度が高く比較的容易であると考えられる. また制限下であっても眼外操作であれば, 眼内レンズの硝子体腔への落下のリスクは少なくなる. このような考えから, 筆者らは山根式スタビライザーのような特殊な器具を用いず手術室にある一般的な器具(27 G ヒーロン針, 長尺肉薄 30 G 針)を用いた眼外操作を基調にした強膜内固定術を開発した. 以下にその tips を述べる.

筆者らが施行している眼内レンズ強膜内固定術は眼内法を諦めた術者にもトライしやすい術式であると考えている. また, 特殊なスタビライザー等は必要なく一般的な手術室に常備されている器具で比較的安価に施行できるのも大きな利点と考えている. また操作に慣れてくれば結膜を温存して行うことも可能である.

はじめに

本稿では眼外操作を基調とした眼内レンズ強膜固定法について解説する.

2007 年 Gabor と Pavlidis によって初めて報告された眼内レンズ強膜内固定術[1]は, さまざまな術者の工夫によって発展してきた[1]~[19]. 手術の流れは支持部を眼内から眼外に導出する前半と導出した支持部を強膜トンネルに埋没する後半に分けられ, ほとんどの強膜内固定術式はそれぞれの段階での手技で大別できる.

これは眼内レンズ縫着術が, 支持部を糸で固定する前半と, 眼内レンズを眼内に挿入した後, 強膜に支持部を縫着する後半とで分けて発展してき

たことに由来すると考えられる. 手術後半は基本的に眼外操作であり, 前半は鑷子で支持部を導出する方法, ガイド針を用いる方法に分けられる.

一方, 2017 年に Yamane らが発表したダブルニードルフランジ法[5]は, Yamane らの原法であるダブルニードル法[6]を発展させ手術の前半と後半を 1 つの手技にまとめることで広く普及した術式であり, 経結膜での手技が可能で結膜への侵襲が少なく非常にシンプルな術式である. しかし眼内レンズを傾斜なく正しく固定するためには, 支持部を迎える針を斜めに対称的に刺入することが大切であり, 山根式スタビライザーなくブラインドでこの動作を施行することは経験を必要とする. また, 長尺肉薄の 30 G 針に支持部を挿入する眼内操作は角度等の制限が多く, こちらも経験と工夫を必要とする. 縫着術では糸が落下の防止をしているが, ダブルニードルフランジ法では眼内操作

*1 Kazuya MORINO, 〒543-8555　大阪市天王寺区筆ケ崎町 5-30　大阪赤十字病院眼科
*2 Masayuki AKIMOTO, 同, 主任部長

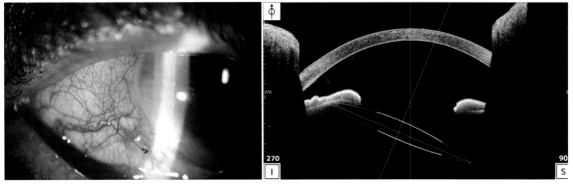

a|b

図 1. ダブルニードル法術後の支持部露出症例
　　　　a：前眼部写真
　　　　b：同一症例での前眼部 OCT 画像

を誤ると眼内レンズが硝子体腔へ落下するリスクがある．

　眼内操作と眼外操作を比べれば，眼外操作のほうが自由度が高く比較的容易であると考えられる．また制限下であっても眼外操作であれば，眼内レンズの硝子体腔への落下のリスクは少なくなる．このような考えから眼外操作を基調に手術を考える流れがあり，強膜内固定を始める術者には眼外操作のほうが導入としては取り入れやすいのではないかと考えている．

　筆者らも縫着術におけるメリットを強膜内固定に取り入れることを最優先に考えて眼内レンズ強膜内固定の術式を開発してきた．強膜内固定術の変法についての発表は国内からさまざまな方法が発表されているが，これは，参天製薬社エタニティーや興和社アバンシィ等，3 ピースフォールダブル眼内レンズの支持部が柔軟性の高い poly-vinylidene difluoride（PVDF）素材が大きく寄与していることに疑いはない．

手術手技

　筆者らは，ダブルニードル法での支持部眼外露出・眼内脱落例の紹介症例（図 1）を複数経験し，支持部を短縮しない長い強膜トンネルでの固定を第一選択として手技を検討し，手術後半においては，いわゆる glued-IOL[2] で用いられる強膜フラップを併用する方法を初心者への導入手技と位置付けた[15]．支持部導出には 25 mm 長ある 27 G ヒーロン針を用い，穿刺創も 20G MVR ナイフ（以

下，MVR）で作成することで，窮屈な操作を減らすようにした．強膜フラップ下に穿刺創を隠し，穿刺創と強膜トンネルの間にわずかの遊びを作れるため，強膜トンネルへの支持部埋没が容易になった．以下に大阪赤十字病院にて筆者らが試行している強膜内固定術眼外法の手術手順・細かな注意点について説明する．慣れれば強膜フラップを作成しない方法でも施行可能なため，フラップを作成しない方法との違いについても記述する．

強膜フラップを作成する方法

1．麻酔〜結膜切開

　E 入り 2％キシロカイン® で球後麻酔またはテノン嚢下麻酔を行う．硝子体切除は前部硝子体切除（以下，A-vit）と硝子体茎離断術（以下，PPV）を症例によって使い分けている．眼内レンズ，水晶体が亜脱臼しているだけの場合は A-vit のみで強膜内固定術を行う．硝子体腔にすでに水晶体や眼内レンズが落下している場合や，細隙灯顕微鏡下で眼内レンズが確認できても臥位の状態で眼内レンズが確認できない場合は PPV を選択している．

　強膜フラップを作成する場合は全例結膜切開を施行する（図 2-a）．通常の症例では 4〜8 時の上方結膜に 240° 放射状切開を施行するが，眼内レンズを再利用できる場合は強膜トンネルを作成する 2〜4 時，8〜10 時のみ切開し上方結膜を温存する．

2．強膜フラップ作成・強膜穿刺

　3 時，9 時方向の強膜に半層切開を施行し，2 mm 間隔で両側に半層切開を追加する（図 2-b）．3 時

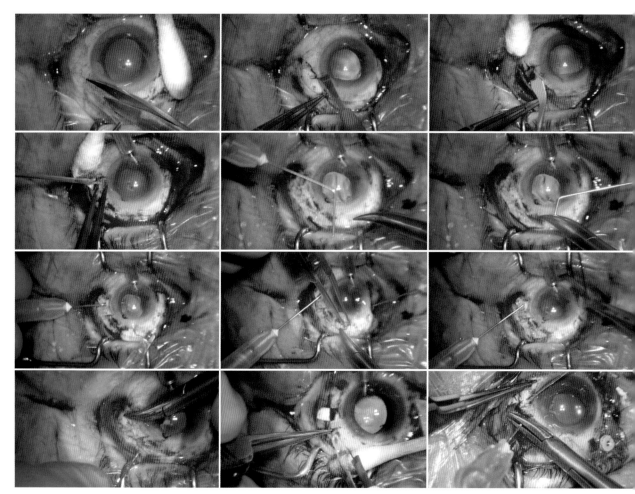

図 2. 強膜内固定術(フラップあり)の一連の流れ

a：結膜切開　　　b：強膜切開　　　c：強膜半層フラップ作成
d：強膜穿刺　　　e，f：27G ヒーロン針作成　　　g　先行支持部のヒーロン針の導入
h：後方支持部のヒーロン針の導入　　　i：スリーブロック　　　j：30G 針への支持部の導入
k：支持部先端のフランジ加工　　　l：27G 針での差し直し症例

a	b	c
d	e	f
g	h	i
j	k	l

半，9時半方向の強膜に強膜フラップを作成する
ため，各々の上方の強膜半層切開からスリットナ
イフを刺入する．対側の半層切開にスリットナイ
フが達した後，およそ 3 mm 程度まで強膜フラッ
プを拡大して最終的に角膜輪部側へ切り上げる
(図 2-c)．作成した強膜フラップ下に 20 G MVR
で角膜輪部から 2 mm に強膜穿刺を強膜に対して
垂直に作成する(図 2-d)．このとき MVR の向き
は後に作成する強膜トンネルに平行になる向きで
行う．

　強膜穿刺創が大きいほうが 30 G の内腔へ支持
部を挿入するときに自由度が高くなり挿入しやす
いため，初心者が執刀する場合は MVR の 1.5 幅

程度に強膜穿刺を拡大しても良い．強膜穿刺創が
大きいほど眼内レンズの傾斜は少ないと報告され
ている[20]．

3．27 G ヒーロン針による眼内レンズ挿入

　3 ピース眼内レンズを挿入する場合，当院では
基本的に NX-70S(参天製薬)を使用している．支
持部破損の可能性が他の眼内レンズより低いこ
と，プルキンエ像がしっかり確認できるため術中
に固定位置を整えることができ，再手術が必要な
ほどの tilt を予防できるためである．レンズの
power が NX-70S で選択できない場合，当院では
より low & high power までカバーしている興和
社のレンズ(遠視であれば PN6AS，強度近視であ

ればAN6MA，AN6KA)を使用している．

　眼内レンズ挿入のための強角膜切開創は3.5mm程度の幅で作成する．フォールダブルレンズの摘出では4〜4.5 mm程度まで拡大する．水晶体囊内摘出術の症例の場合等，創をさらに拡大しなければいけない場合は，強角膜切開創からのleakが非常に強くなるため眼内レンズ摘出後に一部縫合しておく．

　27 Gヒーロン針はそれぞれの強膜穿刺創で使用するので2本必要である．3時方向の強膜穿刺創用のヒーロン針は，強角膜切開創の左端から角膜中央までの距離で，持針器を用いて120°程度になるよう曲げる(図2-e)．9時方向の強膜穿刺創用のヒーロン針は3時方向のヒーロン針より強角膜切開創の右端に近いため，3時方向より短い幅で90°程度曲げる(図2-f)．

　3時半方向の強膜穿刺創からヒーロン針を強角膜切開創の右端にヒーロン針を導出し，先行支持部を眼外でヒーロン針の内腔に導入する(図2-g)．どの眼内レンズでもインジェクター内で支持部はタッキングしているが，射出する前の段階で支持部のタッキングを解除しておく．支持部はある程度根元まで内腔に挿入するほうが後方支持部を挿入する段階で眼内レンズが安定する．その後眼内レンズを眼内に導出するが，後方支持部は眼外に残るよう注意する．

　9時半方向の強膜穿刺創からヒーロン針を強角膜切開創の右端にヒーロン針を導出する(図2-h)．ヒーロン針は眼内に挿入した眼内レンズに引っかからないよう眼内レンズより上を通るようにする．強角膜切開創への導出はやや窮屈な操作となるためヒーロン針が導出できたら左手に縫合攝子等を持ちヒーロン針を把持したほうが良い．右手の持針器で後方支持部を把持しヒーロン針の内腔に導入する．このときすぐに強膜穿刺創まで導出するため支持部は根元まで挿入する必要はない．支持部を挿入できたらそのまま強膜穿刺創までヒーロン針を導出する．

　9時半方向の強膜穿刺創から後方支持部を導出

できたら，その支持部にスリーブロックをかけておく(図2-i)．反対側の作業をしている際に支持部が眼内に戻ってしまうのを避けるためである．

　スリーブロックは白内障手術パックに付属しているスリーブを利用して作成している．スリーブを平坦にしてスプリング剪刀で切開し，27 G針を通して落下しないようにしてから完全に切離する(図3-a〜c)．スリーブロックは支持部に送り込む距離が少なくなるよう27 G針の先端付近に置いておき，支持部の先端が出るくらいまで送り込んでおけば十分である(図3-d)．その後3時半方向の強膜穿刺創からヒーロン針と先行支持部を導出する．

　27 Gヒーロン針による支持部の導出は支持部を変形・破損させにくい点，また安価でどこにでもある器具である点で，マックスグリップ等を用いた一般的な導出法より優れていると考えている．一方の支持部が眼内で脱落してしまった場合，もう一方の支持部にスリーブロックをかけた後にマックスグリップ等を用いて支持部を再確保する．

4．強膜トンネル作成，支持部の固定

　スリーブロックをかけていないほうの支持部から作業を行う．基本的には3時半方向の先行支持部から作業を行う．

　強膜フラップを作成している場合，長尺肉薄の30 G針は1本のみで良い．項目2．で作成した強膜半層切開側から曲げた30 G針を持針器で把持しながら刺入し，強膜フラップのedgeから出るようにする．その後左手に30 G針を持ち替え，支持部を把持して30 G針内腔に支持部を刺入していく(図2-j)．このとき支持部はある程度の長さを確保して把持し，30 G針を引きすぎないよう注意する必要がある．強膜トンネルの途中で支持部が止まってしまうことを避けるため内腔には最低2 mm程度は刺入したほうが良い．対側の固定位置は眼内レンズのtiltを確認しながらサンソン像ができるだけ中央になる部分にトンネルの位置を調整する．アトピー等の若年者においてはさらに

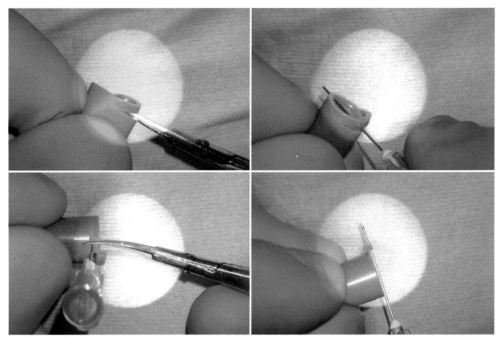

図 3. スリーブロックの作成方法

a	b
c	d

フランジを追加している(図 2-k).

　基本的には長尺肉薄の 30 G 針を使用している が，初心者で 30 G 針内に上手く支持部を挿入でき ない場合は 27 G 針や 26 G 針を使用しても良い(図 2-l). 先端を挫滅させてしまった場合は支持部の 先端を切断するか，27 G 針や 26 G 針を用いても う一度強膜トンネルを作成する必要がある.

5. 周辺虹彩切除，眼圧調整，創部縫合

　Iris capture 予防に硝子体カッターで上方に周 辺虹彩切除(peripheral iridectomy：以下，PI)を 作成する. 強膜穿刺創は強膜フラップがある場合 leak がなければ縫合する必要は必ずしもないが， 術後低眼圧の可能性があるため基本的には 8-0 vicryl で縫合している. 結膜縫合は強膜トンネル や支持部・強膜フラップが被覆するように注意し て行う.

強膜フラップを作成しない場合

　強膜フラップを作成する手順と異なる点につい て述べる.

1. 麻酔～結膜切開

　強膜フラップを作成する場合と同様，結膜を切 開して強膜を露出させて操作を行う(図 4)が，操 作に慣れてくれば結膜を切開せず温存したままで 強膜トンネル作成は十分可能である(図 5).

2. 強膜穿刺

　強膜フラップを作成しない場合は 3 時半，9 時 半方向の角膜輪部から 2 mm の強膜に直接強膜穿 刺を行う.

3. 27 G ヒーロン針による眼内レンズ挿入

　強膜フラップを作成する場合と同様である.

4. 強膜トンネル作成，支持部の固定

　強膜フラップを作成しない場合，長尺肉薄の 30 G 針は 2 本使用する. 結膜切開を施行しているの であれば強膜穿刺創の根元から 2 mm の場所に強 膜半層切開を入れていたほうが，どこを強膜トン ネルの終端にするかわかりやすい(図 4-a). 操作 に慣れた術者であればあえて半層切開を入れる必 要はない.

　曲げた 30 G 針を強膜穿刺創の根元から刺入し， 作成した強膜半層切開の部分から 30 G 先端を出 し強膜トンネルを作成する(図 4-b，図 5-a). も う一方の曲げた 30 G 針を，先に留置した 30 G の 先端にカウンターをあてるようにして強膜トンネ ル内を通過させる(図 4-c，図 5-b). 支持部の操 作は強膜フラップを作成しない場合する場合と同

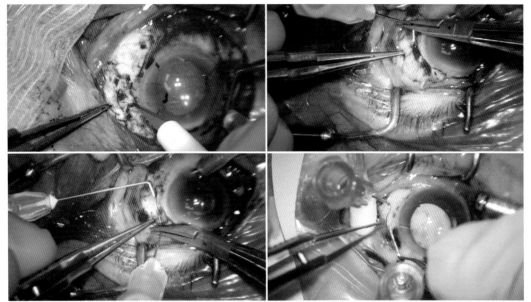

a | b
c | d

図 4. フラップ作成しない場合の強膜トンネル作成方法
強膜トンネルの目安として半層フラップを作成しておいたほうがわかりやすいが，
必須ではない(a)．カウンターをあてて強膜トンネルを作成する(b, c)．27 G 針で
も施行可能である(d)．

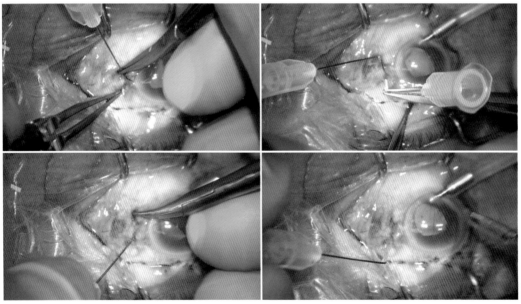

a | b
c | d

図 5. 結膜温存・フラップ作成しない場合の強膜トンネル作成方法
一連の流れは同様である．d に示すように結膜が温存できているのがわかる．

様である(図 5-c)．27 G 針を使用する場合でも同
様である(図 4-d)．図 5-d に示すように結膜を温
存した場合でも結膜浮腫がきつくなければ強膜ト
ンネルの作成は十分可能である．

5．周辺虹彩切除，眼圧調整，創部縫合

強膜フラップがない場合は強膜穿刺創を全例

8-0 vicryl で縫合している．

術　後

術後の IOL の固定は図 6 に示すようにほとんど
の症例でセンタリングは良好である．それぞれ測
定方法等が異なるため単純な比較はできないが，

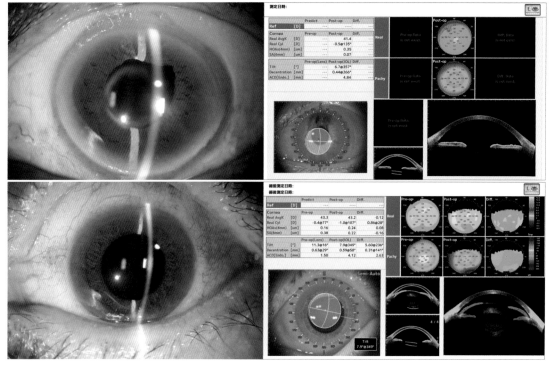

図 6. 術後の前眼部写真・前眼部 OCT 画像
　a：強膜フラップを作成した症例
　b：強膜フラップを作成しなかった症例

a
─
b

表 1.

	傾斜(°)	眼内レンズ由来の乱視(D)	狙いと当科球面度数のずれ(D)	虹彩捕獲(%)
秋元式	7.9±3.9	0.74±0.53	−0.3±0.93	0
山根式	3.83±2.69	記載なし	−0.41±0.98	2
太田式	記載なし	0.5 D 程度	記載なし	記載なし

山根式は NX-70(参天製薬)を使用した症例群

(文献 15 より改変)

既報[5)15)18)]のように術後の眼内レンズによる傾斜や眼内レンズ由来の屈折，術後の虹彩捕獲の頻度等は他の方法と大きな違いはなかった(表1).

まとめ

筆者らが施行している眼内レンズ強膜内固定術は眼内法を諦めた術者にもトライしやすい術式であると考えている．また，特殊なスタビライザー等は必要なく一般的な手術室に常備されている器具で比較的安価に施行できるのも大きな利点と考えている．また操作に慣れてくれば結膜を温存して行うことも可能である．

もちろんダブルニードル法は極めて優れた方法であり，眼内レンズ強膜内固定術を低侵襲・短時間で行えるため習得すべき手法である．一方，アトピー眼等の支持部脱落のリスクが高い症例や，スタビライザー等がなく限られた状況で強膜内固定術を施行しなければならない場合もある．大事なのは症例・状況に応じた術式の正しい選択であり，今回紹介した我々の強膜内固定術以外も含めて利点・欠点を理解し，各々の取り入れやすい術式をマスターしていただければ幸いである．

文　献

1) Gabor SG, Pavlidis MM：Suturelessintrascleral posterior chamber intraocular lens fixation. J

Cataract Refract Surg, **33**：1851-1854, 2007.

2）Agarwal A, Kumar DA, Jacob S, et al：Fibrin glue-assisted sutureless posterior chamber intraocular lens implantation in eyes with deficient posterior capsules. J Cataract Refract Surg, **34**：1433-1438, 2008.

3）Rodríguez-Agirretxe I, Acera-Osa A, Ubeda-Erviti M：Needle-guided intrascleral fixation of posterior chamber intraocular lens for aphakia correction. J Cataract Refract Surg, **35**：2051-2053, 2009.

4）Ohta T, Toshida H, Murakami A：Simplified and safe method of sutureless intrascleral posterior chamber intraocular lens fixation：Y-fixation technique. J Cataract Refract Surg, **40**：2-7, 2014.

5）Yamane S, Sato S, Maruyama-Inoue M, et al：Flanged intrascleralintraocular lens fixation with double-needle technique. Ophthalmology, **124**：1136-1142, 2017.
　　Summary　山根らが開発したダブルニードルフランジ法の原著論文.

6）Yamane S, Inoue M, Arakawa A, et al：Sutureless 27-Gauge Needle-Guided Intrascleral Intraocular Lens Implantation with Lamellar Scleral Dissection. Ophthalmol, **121**：61-66, 2014.

7）Akimoto M, Taguchi H, Takayama K, et al：Intrascleral fixation technique using catheter needles and 30-gauge ultrathin needles：lock-and-lead technique. JCRS, **41**（2）：257-261, 2015.

8）Takayama K, Akimoto M, Taguchi H, et al：Transconjunctival sutureless intrascleral intraocular lens fixation using intrascleral tunnels guided with catheter and 30-gauge needles. Br J Ophthalmol, **99**（11）：1457-1459, 2015.

9）Matsumura T, Takamura Y, Makita J, et al：Influence of sclerotomy size on intraocular lens tilt after intrascleral intraocular lens fixation. J Cataract Refract Surg, **45**：1446-1451, 2019.

10）Yang Y, Yao TT, Zhou YL, et al：A modified intrascleral intraocular lens fixation technique with fewer anterior segment manipulations：27-gauge needle-guided procedure with built-in 8-0 absorbable sutures. BMC Ophthalmol, **19**（1）：234, 2019.

11）浅野康彦，吉田健也，安田健作ほか：眼外鑷子ガイド法による眼内レンズ強膜内固定術に用いる専用鑷子の作製. 第73回日本臨床眼科学会, 2019.

12）Maruko I, Koizumi H, Kogure-Katakura A, et al：Extraocular Technique of Intrascleral Intraocular Lens Fixation Using a Pair of the Shaft-Bended 27-Gauge Needles. Retina, **37**（1）：191-193, 2017.

13）Baskaran P, Ganne P, Bhandari S, et al：Extraocular Needle-Guided Haptic Insertion Technique of Scleral Fixation Intraocular Lens Surgeries（X-NIT）. Indian J Ophthalmol, **65**（8）：747-750, 2017.

14）保坂大輔，三島麗美，中野　匡：前房内でのループ把持が不要なダブルニードル変法強膜内固定術. 第43回日本眼科手術学会総会, 2020.

15）森野数哉，秋元正行，飯田悠人：27 G ヒーロン針を用いた眼内レンズ強膜内固定術ダブルニードル法. 第43回日本眼科手術学会総会, 2020.

16）Can E：Flapless and sutureless intrascleral fixation of posterior chamber intraocular lens for correction of aphakia. J Cataract Refract Surg, **44**：929-931, 2018.

17）Kataoka T, Kamei M：Silicone microtube-assisted scleral fixation of a posterior chamber intraocular lens. Retina, **38** Suppl 1：S146-S153, 2018.

18）Ohta T, Toshida H, Murakami A：Simplified and safe method of sutureless intrascleral posterior chamber intraocular lens fixation：Y-fixation technique. JCRS, **40**：2-7, 2014.

19）Yuda K, Shimizu T, Hayashi T, et al：Sutureless Intrascleral Intraocular Lens Fixation Using a Microtube-Assisted Technique. Retina, **39**：S39-S43, 2019.

20）Matsumura T, Takamura Y, Makita J, et al：Influence of sclerotomy size on intraocular lens tilt after intrascleral intraocular lens fixation. JCRS, **45**：1446-1451, 2019.

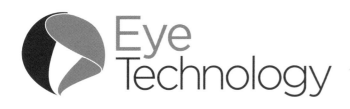

Re-usable
instruments

FR-2292S　浅野氏眼外ガイド用強膜内固定鑷子　25G

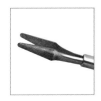

眼内レンズ強膜内固定術の際に、難易度の高い後方支持部誘導の操作を眼外で簡便かつ安全に行うために考案された製品です。90°弯曲したシャフトにより、眼外にある後方支持部を容易に眼内に引込み無理なく強膜創に誘導することができます。この操作は、光学部を瞳孔領域付近に位置させた状態で行うため、光学部が毛様体、鋸状縁に接触するリスクを軽減します。また、先行支持部は針の内腔に入れた状態にあるため、眼内レンズ落下のリスクを抑え安全に施行できるなどのメリットがあります。

✔ 専用滅菌トレー　M-2611A

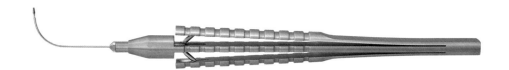

手 術 手 順

1. 切開創の作製

- マーカーを用いて2時、8時、11時の直交する位置にマーキングします。2時と8時に強膜半層切開を作製し、24GMVRナイフ（曲）で強膜トンネルを作製します。
- 10時から12時に幅3～3.2mmのIOL挿入用角膜切開創を作製します。

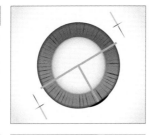

2. 先行支持部誘導

- インジェクターを用いてIOLを前房内に挿入し、後方支持部は眼外に留置しておきます。
- 2時の強膜半層切開創の端から27G針または30G肉薄針を眼内に刺入し8時から9時に作製した角膜サイドポートから挿入したガイド鑷子を用いて先行支持部を針の内腔に挿入していきます。

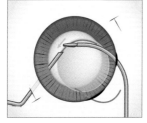

3. 後方支持部誘導①

- 先行支持部を挿入した針を眼内に留置しておき、瞳孔中央に光学部を置いた状態で24GMVRナイフで作製した8時の切開創よりガイド鑷子を眼内に挿入します。

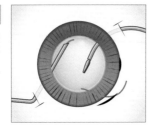

4. 後方支持部誘導②

- ガイド鑷子を眼内に進め、そのまま切開創より先端を露出させます。
- 眼外に留置しておいた後方支持部を左手に持った鑷子でガイド鑷子に受け渡し、支持部先端を把持します。

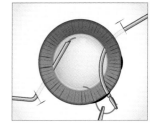

5. 先行・後方支持部抜き出し

- 先行支持部を挿入した針をゆっくりと引き抜きながらガイド鑷子で後方支持部を眼内に引き込み、そのまま両方の支持部を同時に眼内に抜き出します。

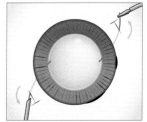

6. 支持部埋没

- 強膜トンネル内に支持部を挿入します。

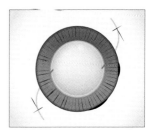

M.E.Technica
株式会社 エムイーテクニカ

本社	〒170-0002	東京都豊島区巣鴨1-34-4	TEL 03-5395-4588	FAX 03-5395-4866
札幌	〒007-0884	札幌市東区北丘珠四条1-20-2	TEL 011-792-6522	FAX 011-792-6522
大阪	〒533-0012	大阪市東淀川区大道南3-2-12	TEL 06-6829-7912	FAX 06-6829-7922
福岡	〒812-0004	福岡市博多区榎田1-8-28	TEL 092-432-3740	FAX 092-432-3741

http://www.metechnica.co.jp/

製品の仕様および定価は予告なく変更することがあります。　製造販売業許可番号:13B2X00180

MB OCULI. No. 102：35−42, 2021

特集／水晶体脱臼・偏位と虹彩欠損トラブル

水晶体脱臼・偏位の治療④
―進化する強膜内固定術，私のこだわり 眼外法2―

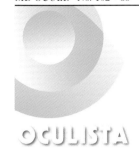

浅野泰彦*

Key Words： 強膜内固定術(intrascleral IOL fixation)，眼外鑷子ガイド法(extraocular forceps guided technique)，眼内レンズ脱臼(IOL dislocation)，水晶体脱臼(crystalline lens subluxation)，無水晶体眼(aphakia)

Abstract：眼外法を用いる強膜内固定術には，煩雑な支持部誘導操作を眼外で施行できる，術中IOL落下リスクが低い，小瞳孔例でも比較的容易に施行できる等，眼内法にはない利点がいくつかある．眼外法のうち，筆者が考案した眼外鑷子ガイド法は，先行支持部をニードル法で誘導し，後方支持部を専用鑷子を用いて眼外から直接誘導するシンプルな術式である．本術式には，先行支持部を誘導する際の専用鑷子の挿入位置，専用鑷子を眼外に露出して支持部を抜き出す際の両手の操作，左眼手術時の創作製の位置と術者のポジショニングといった特有の注意点がある．十分な術前シュミレーションと模擬手術が必要であることはいうまでもないが，これらに留意して手術を行うことで簡便な強膜内固定術が可能であり，術式選択肢の1つとなる．

はじめに

　眼内レンズ(intraocular lens：IOL)強膜内固定術は2007年にGaborらが初めて報告し[1]，我が国では2010年に小早川らが報告[2]して以来，多くの術者に普及しつつある．代表的な方法は眼内に挿入したIOLの支持部を鑷子で把持して眼外に引き出す方法(以下，鑷子法)[1]~[4]と針の内腔に支持部を挿入して引き抜く方法(以下，ニードル法)[5][6]であり，これらは眼内法に分類される．一方，2014年にAkimotoらは加工したカテーテル針を使用して支持部誘導操作を眼外で行う方法を報告し[7]，この報告以来，いわゆる眼外法に分類される方法が多数報告されている．本稿では強膜内固定術・眼外法の概要を紹介し，このうち筆者らが考案した眼外鑷子ガイド法について解説する．

* Yasuhiko ASANO，〒142-0054　東京都品川区西中延2-14-19　昭和大学病院附属東病院眼科，講師

眼外法の種類と特徴

　強膜内固定術・眼外法には多くの方法が報告されている(表1)．前述のAkimotoらのカテーテル針を加工して強膜創から眼外に露出し，内筒と外筒の隙間で眼外の支持部を挟んで把持して強膜創に誘導するLock & Lead法[7]，Marukoらが考案した，特殊な形状に曲げた2本の27G針を強膜に穿刺して眼外に露出し，その内腔に支持部を挿入して誘導する方法[8]，Kataoka[9]，Can[10]，Yuda[11]らが考案した，縫着術の要領で眼内に通したチューブの内腔に支持部を挿入して誘導する方法，今回紹介する眼外鑷子ガイド法[12]等である．

　手術手技を眼内法と比較した場合，眼内で行っていた支持部誘導操作を眼外の広い空間で行うことができ，術中のIOL落下リスクが低いことが眼外法の利点である．眼内法においては後方支持部誘導手技の難易度が特に高く，先行支持部を固定

表 1. 眼外法による強膜内固定術の術式一覧

報告者	方　法
Akimoto ら[7]	加工した 2 本のカテーテル針を使用し，内筒と外筒の隙間で支持部を把持して誘導
Maruko ら[8]	特殊な形状に曲げた 2 本の 27 G 針を眼外に露出して支持部を誘導
Kataoka ら[9]	眼内に通したシリコンチューブ内腔に支持部を挿入して誘導
Can[10]	眼内に通したポリテトラフルオロエチレン製チューブ内腔に支持部を挿入して誘導
Yuda ら[11]	眼内に通した針付きシリコンチューブ内腔に支持部を挿入して誘導．支持部はフランジ固定
浅野ら[12]	先行支持部はニードル法で誘導し，後方支持部を専用鑷子で眼外から誘導

表 2. 眼外法による強膜内固定術の利点と注意点

利　点	支持部誘導操作を眼外の広い空間で可能 術中 IOL 落下リスクが低い 小瞳孔例でも比較的容易
注意点	支持部誘導時の眼球虚脱に注意

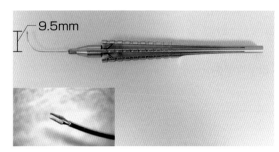

図 1. 浅野氏眼外ガイド用強膜内固定鑷子
（Eye Technology，ME テクニカ）
太さ 25 G，先端から 9.5 mm の位置で曲率半径
8 mm の 90°弯曲を持つ構造である．先端には
滑り止め加工を施している．

した状態で，眼内の限られたスペース内で後方支持部先端を鑷子で把持，または細い針の内腔に挿入する操作をスムーズに行うためには工夫と熟練を要する．小瞳孔例ではこの操作はさらに難しくなり，毛様体や鋸状縁への光学部接触リスクも懸念される．強膜内固定術が必要になる症例は複数回の手術既往例や偽落屑症候群等の散瞳不良例も多いが，眼外法ではこの操作を眼内で行う必要がないため，手術難易度が瞳孔径に大きく左右されることはない．一方，眼外法の注意点は支持部を眼外から誘導する際に非閉鎖腔となる術式が多いため，眼球虚脱予防のため灌流ポートが必須となることである（表 2）.

眼外鑷子ガイド法の基本コンセプトは従来報告された眼外法と同一であるが，比較的難易度が高い後方支持部誘導操作を眼外で行うことに主眼を置いて考案した方法である．

眼外ガイド用強膜内固定鑷子

眼外鑷子ガイド法には専用の眼外ガイド用強膜内固定鑷子（Eye Technology，ME テクニカ：以下，眼外ガイド鑷子）を用いる．眼外ガイド鑷子は太さ 25 ゲージ（以下，G）のリユースタイプの鑷子であり，最大の特徴は先端から 9.5 mm の位置で曲率半径 8 mm の 90°の弯曲を持つことである（図 1）.この形状により，強膜創から挿入した鑷子を切開創より眼外に露出させることができる．

専用鑷子の代用品として，25 G・MAXGRIP[®] 硝子体鑷子（Alcon）を使用することもできる．豚眼等で模擬手術を行って練習する場合はこれを用いるのが良い．専用鑷子と同様の形状にするためには，2.5 ml か 1 ml のシリンジ外筒を鑷子に押し当て，シリンジ外筒のカーブに合致させるように弯曲させる（図 2）.この方法で緩やかな 90°の弯曲が作製できるが，鑷子の開閉方向に直交するカーブを作製することに注意する．弯曲させる方向がずれると開閉困難となってしまい鑷子を無駄にしてしまう[12].

開発した専用鑷子は角膜径 11〜12 mm の正常眼球にちょうど良いサイズとなるように設計しているため，操作性がより良好であり創への負担も少ない．実際の手術では専用鑷子の使用を推奨する．

眼外鑷子ガイド法の術式

眼外鑷子ガイド法は，先行支持部誘導操作をニードル法で行い，眼外に留置した後方支持部を専用鑷子を用いて直接強膜創に誘導するシンプルな方法である（図 3）.以下に具体的な方法を示す．

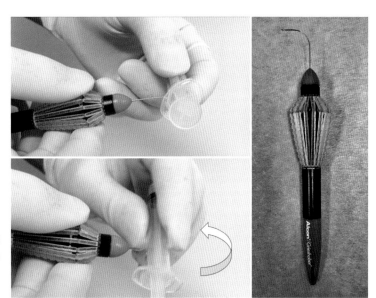

図 2.
MAXGRIP® 硝子体鑷子の弯曲法
2.5 ml または 1 ml シリンジの外筒を押し当てて弯曲させる(a, b). 外筒の形状に一致した弯曲が作製される(c).

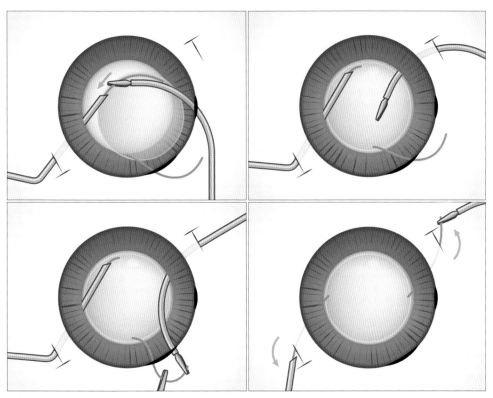

図 3. 眼外鑷子ガイド法のシェーマ
先行支持部誘導操作をニードル法で行い(a), 眼外ガイド鑷子を眼外に露出して(b, c), 先行支持部と同時に後方支持部を直接強膜創に抜き出す(d).

1. 手術前半

3 ポート硝子体手術か前部硝子体切除術を行った後に 8 時, 11 時, 2 時の直交する位置にマーキングを行い, 2 時と 8 時の角膜輪部から 2 mm の位置に強膜半層 T 字切開を作製する(図 4-a). 11 時中心に 3.5 mm 程度の IOL 挿入用切開創を作製, インジェクターで虹彩上に IOL を挿入し, 後方支持部は眼外に出しておく. 使用する IOL は他の方法と同様に, X-70・NX-70(参天製薬)か AN6KA(興和)を用いる. 2 時の T 字切開の端か

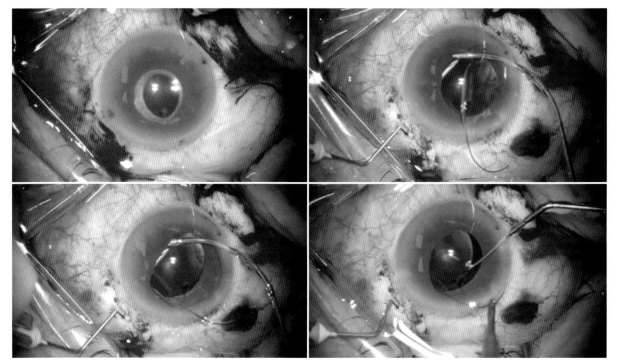

図 4. 手術前半

先行支持部誘導はニードル法と同じ手技を用いる．8～9時の角膜サイドポートから
眼外ガイド鑷子を挿入して先行支持部を把持すると操作性が良い（b, c）．

a	b
c	d

ら27G針または30G肉薄針を刺入し，8～9時の
角膜サイドポートから挿入した眼外ガイド鑷子で
先行支持部を把持して針の内腔に挿入する（図4-
b, c）．続いて光学部を後房内へ移動させる（図4-d）．

2．手術中盤

先行支持部を挿入した針を眼内に留置した状態
で，24G MVRナイフで作製した8時の強膜創よ
り眼外ガイド鑷子を挿入する（図5-a）．先端を11
時の切開創から露出し（図5-b），左手の有鈎鑷子
を用いて後方支持部を右手の眼外ガイド鑷子に受
け渡し，その先端を把持する（図5-c）．先行支持
部を挿入した針を引き抜きながら後方支持部を眼
内に引き込み（図5-d），そのまま同時に眼外に抜
き出す（図5-e, f）．

3．手術後半

24G MVRナイフ（MANI）を用いて支持部埋没
用の強膜トンネルを作製し，それぞれの支持部を
強膜トンネルに挿入する（図6-a～c）．房水露出予
防のため24Gの8時の強膜創を吸収糸で縫合し，
硝子体カッターで周辺虹彩切除を行い結膜縫合し
て終了する（図6-d）．

このように眼外鑷子ガイド法はニードル法と鑷
子法をハイブリッドした術式であるが，器具の特
殊な加工を必要とせず，一般に入手可能な専用鑷
子を使用することで後方支持部を眼外から直接誘
導できることが利点である．以下に手術のコツと
注意点を述べる．

コツと注意点

1．強膜創作製時

Matsumuraらは，支持部が通過する強膜創が
小さいほうが術後IOL傾斜量が大きくなること
を報告している[13]．眼外鑷子ガイド法では一方の
強膜創が24Gと大きく，支持部周囲にゆとりがあ
るため傾斜リスクは比較的少ない．しかし他の方
法と同様，支持部を露出する2つの強膜創の角度
の差もIOL傾斜に影響する大きな要因となる．筆
者は角膜輪部より2mmの位置から眼球に対して
垂直気味に27G針と24G MVRナイフを穿刺して
眼内への強膜創を作製しているが，これらの刺入
角度の差が大きいとそれぞれの支持部が固定され
る場所にずれが生じ，傾斜の原因となる．した

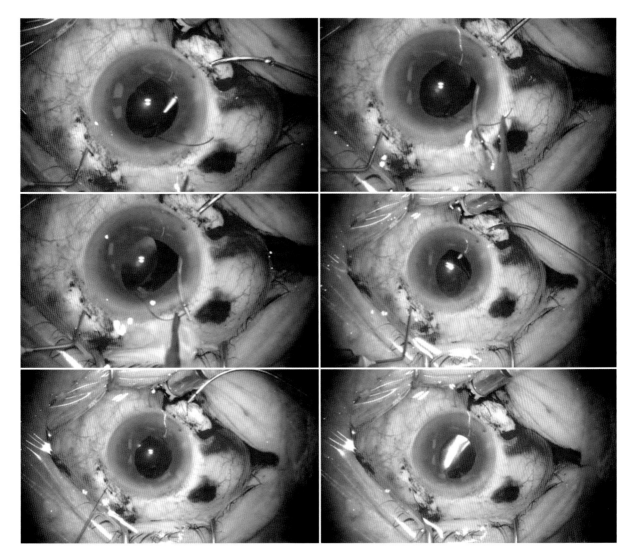

```
a | b
c | d
e | f
```

図 5. 手術中盤

強膜創から挿入した眼外ガイド鑷子を眼外に露出して後方支持部先端を把持する(c).
後方支持部を眼内に引き込み，光学部を反時計回りに回転させるイメージで先行支持
部と後方支持部を同時に抜き出す(d, e).

がって刺入角度は同一とし，180°対側の毛様体の
同じ深さに支持部が固定されるように留意する.
これにより強膜創作製精度は向上し，IOL偏心・
傾斜を軽減することができる(図7).

2．IOL挿入時

IOLを虹彩上に挿入する際，極大散瞳例では虹
彩上にIOLを載せることが困難であるため，1%
アセチルコリン希釈液を前房内に少量注入して瞳
孔径を縮小させておく．前述の通り眼外法では小
瞳孔でも難易度は大きく変わらないが，極端に縮
瞳させたくない場合は灌流ポートから眼内灌流液
を流して眼内の濃度を調整する.

3．先行支持部誘導時

先行支持部誘導の際は，L字型の鑷子形状に合
わせて上方からではなく，8〜9時の角膜サイド
ポートから眼外ガイド鑷子を挿入し，先行支持部
を把持する．針の内腔に挿入する際は，抜けを予
防するため支持部の根元付近まで挿入する(図4-
b, c).

4．後方支持部誘導準備

次に後方支持部誘導操作を行うが，小瞳孔例の
場合はフック等で光学部を虹彩下に押し込み，後
房内へ移動させておく．この際，勢いよく光学部
を押し込むと，眼外に留置した後方支持部も一緒

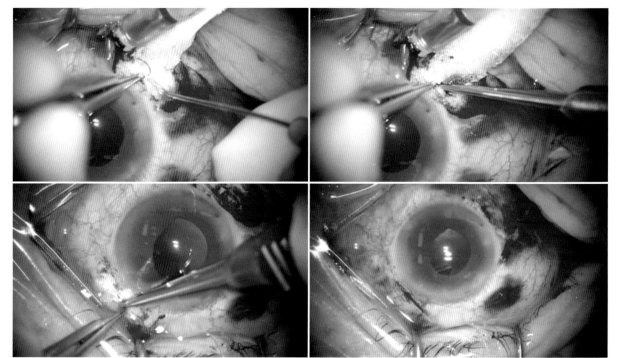

図 6. 手術後半
支持部露出予防のため，ナイフ先端をやや後極側に向けて強膜フラップが
厚くなるようにトンネルを作製する．

a b
c d

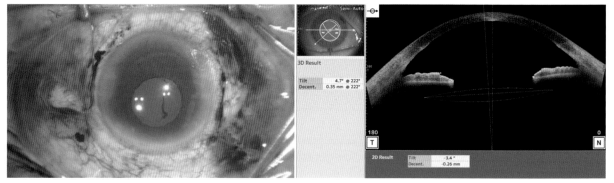

図 7. 術後 IOL 固定状態と前眼部 OCT
強膜創の位置と角度に留意することにより IOL 偏心・傾斜は軽度となる．

に硝子体腔に落ちてしまうため，眼外の後方支持部を鑷子で把持しておく（図4-d）．

5．支持部抜き出し

眼外ガイド鑷子を切開創より露出する際は，左手の鑷子で創口を圧迫して開けておくとスムーズに先端を露出できる．眼外に露出させたガイド鑷子で支持部先端を把持する際，鑷子開閉部分の先端ではなく根本部分で把持したほうが把持力が強く外れにくい．眼内鑷子法ではこれを眼内で行うため難易度が高い場合があるが，本法は眼外で行うため比較的容易である．次に支持部を抜き出すが，眼外で把持した後方支持部を眼内に引き込み，光学部を反時計回りに回転させるイメージで左手に持った針と鑷子で把持した後方支持部を同時に抜き出す（図5-c〜e）．こうすることで光学部は常に瞳孔中央に位置し，毛様体や鋸状縁への接触を回避できる．

6．左眼手術の場合

鼻が高い患者の左眼手術の場合，8時の強膜創から眼外ガイド鑷子を挿入すると，鑷子を持つ右

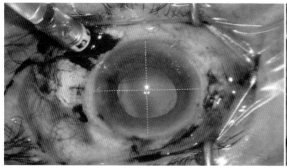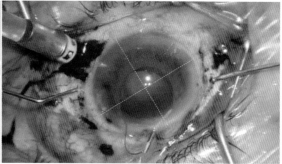

a|b

図 8. 左眼手術時の創の位置と術者の位置関係
2時，10時，4時に創を作製し(a)，後方支持部誘導時は着座位置を
45°外側にずらして行うことで右手が鼻に干渉することを防ぐ(b).
点線：12時6時，3時9時

手が患者の鼻に干渉して操作性が悪化する場合が
ある．この際は，創の位置を10時，2時，4時に
ずらして作製し，支持部誘導時は術者の着座位置
を45°耳側にずらして2時の強膜創から眼外ガイ
ド鑷子を挿入する．こうすることで右手が鼻に干
渉することなく，通常通りの操作が可能となる
（図8）．

7．強膜トンネル作製

強膜トンネルを作製する場合は結膜・強膜の切
開・縫合が必要となり，フランジ法のような無縫
合手術は不可能である．一方で，支持部の切除・
焼灼等の加工を加えずIOLの形状を維持したま
ま固定可能であることは，将来IOL脱臼が発生し
た場合に再利用が可能であること等，長期的には
利点となる場合もある．

強膜トンネルは支持部露出予防のため，深めに
作製する必要がある．筆者はT-fixation tech-
nique[14]を用いているが，トンネル作製には曲の
24G MVRナイフが操作性が良い．眼球のカーブ
をイメージしてナイフ先端をやや後極側に向けて
トンネルを進めると浅くなりづらい（図6）．

8．鑷子洗浄

眼外ガイド鑷子は全長が長く彎曲が強いため，
内腔に粘弾性物質が入ったまま放置すると固まっ
てしまい，開閉不可能となる恐れがある．使用後
は速やかに機械台から降ろして内腔をフラッシュ
し，洗浄液につけ置きを行う．

おわりに

眼外操作を基本とする眼外法は，これから強膜
内固定術を始める術者にとっては縫着術からの移
行を行いやすい術式であるといえる．眼外鑷子ガ
イド法は安全性が高く，比較的取り組みやすい術
式であるため選択肢の1つとなる．

文　献

1) Gabor SG, Pavlidis MM：Sutureless intrascleral
   posterior chamber intraocular lens fixation. J
   Cataract Refract Surg, **33**：1851-1854, 2007.
   Summary 強膜内固定術施行例5眼の世界初の
   報告．眼内鑷子法で支持部を抜き出し，強膜トン
   ネルに埋没した．
2) 小早川信一郎，松本　直，権田恭広ほか：支持部
   を強膜内に固定する新しい眼内レンズ二次挿入
   術の早期成績．眼科手術，**23**：125-130，2010.
3) Agarwal A, Kumar DA, Jacob S, et al：Fibrin
   glue-assisted sutureless posterior chamber
   intraocular lens implantation in eyes with defi-
   cient posterior capsules. J Cataract Refract
   Surg, **34**：1433-1438, 2008.
4) Ohta T, Toshida H, Murakami A：Simplified and
   safe method of sutureless intrascleral posterior
   chamber intraocular lens fixation： Y-fixation
   technique. J Cataract Refract Surg, **40**：2-7, 2014.
5) Yamane S, Inoue M, Arakawa A, et al：Suture-
   less 27-gauge needle-guided intrascleral intra-
   ocular lens implantation with lamellar scleral
   dissection. Ophthalmology, **121**：61-66, 2014.
6) Yamane S, Sato S, Maruyama-Inoue M, et al：

Flanged intrascleral intraocular lens fixation with double-needle technique. Ophthalmology, **124**：1136-1142, 2017.

Summary 30 G 肉薄針を用いて支持部を抜き出し，支持部先端を焼灼して膨大部を作製し，強膜内に埋没することにより経結膜・無縫合での強膜内固定術が可能となる.

7）Akimoto M, Taguchi H, Takahashi T：Using catheter needles to deliver an intraocular lens for intrascleral fixation. J Cataract Refract Surg, **40**：179-183, 2014.

8）Maruko I, Koizumi H, Kogure-Katakura A, et al：Extraocular Technique of Intrascleral Intraocular Lens Fixation Using a Pair of the Shaft-Bended 27-Gauge Needles. Retina, **37**：191-193, 2017.

9）Kataoka T, Kamei M：Silicone Microtube-Assisted Scleral Fixation of a Posterior Chamber Intraocular Lens. Retina, **38**：146-153, 2018.

10）Can E：Flapless and sutureless intrascleral fixation of posterior chamber intraocular lens for correction of aphakia. J Cataract Refract Surg, **44**：929-931, 2018.

11）Yuda K, Shimizu T, Hayashi T, et al：Sutureless Intrascleral Intraocular Lens Fixation Using a Microtube-Assisted Technique. Retina, **39**：S39-S43, 2019.

12）浅野泰彦，吉田健也，西崎理恵ほか：90度弯曲加工したディスポーザブル硝子体鑷子にて眼外の眼内レンズ後方支持部を強膜に直接誘導する強膜内固定術の考案．IOL & RS, **33**：309-315, 2019.

13）Matsumura T, Takamura Y, Makita J, et al：Kobori A, Inatani M. Influence of sclerotomy size on intraocular lens tilt after intrascleral intraocular lens fixation. J Cataract Refract Surg, **45**：1446-1451, 2019.

14）太田俊彦：強膜内固定術のすべて T-fixation technique（解説／特集）．IOL & RS, **29**：162-168, 2015.

MB OCULI. No. 102：43－51, 2021

特集／水晶体脱臼・偏位と虹彩欠損トラブル

水晶体脱臼・偏位の治療⑤
—進化する縫着術，私のこだわり—

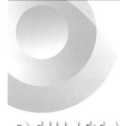

飯田嘉彦*

Key Words： 眼内レンズ縫着術(transscleral suture fixation of intraocular lens)，眼内レンズの選択(choosing an intraocular lens)，縫着糸の強膜トンネルへの埋没(burial of suture in sclera)，眼内レンズの固定位置(fixed position of intraocular lens)，眼内レンズ度数計算(IOL power calculation)

Abstract：水晶体嚢による支持がない場合の眼内レンズ(以下，IOL)固定方法として行う縫着手術は，縫着糸を用いることによって，IOL の位置を眼外からコントロールでき，内眼操作が少なく，針糸の取り回しが多少繁雑ではあるが，前眼部術者にとってはメリットも少なくない有用な手技の 1 つである．本稿では IOL の選択や固定の方法，縫着糸の処理等の縫着の手技でこだわっているポイント，注意点について解説する．

はじめに

　水晶体脱臼・偏位を生じている症例や，白内障手術時に術中合併症が生じ，前嚢，後嚢，Zinn 小帯に損傷を起こした場合等，Zinn 小帯脆弱や断裂があり，水晶体嚢による支持がない場合の眼内レンズ(以下，IOL)固定法として，IOL 縫着術が行われてきた．近年では，IOL の支持部先端を強膜トンネル内に挿入して固定する IOL 強膜内固定術が登場し，強膜内固定の手技のさまざまなバリエーションや術後成績の報告が注目されている．どちらの術式もメリット・デメリットがあり，手技はやや煩雑であるが，IOL 縫着を行う場合のメリットとしては縫着糸を用いることによって，IOL の位置を眼外からコントロールできること，また通糸の操作と IOL の挿入・固定の操作とステップが 2 回以上に分かれるものの，それぞれの操作が狭いエリアでも可能であり，逆に操作を分割して行える点が挙げられる．縫着糸を結紮する部位は強膜内固定の手術と同様，耳側と鼻側の強

膜になることが多いが，通糸の際には術者が通糸を行いやすい位置に移動して針糸を通糸し，IOL の挿入の際には位置を変えて操作をすることも可能である．

　本稿では IOL の選択や固定の方法，縫着糸の処理等，現在，筆者が行っている IOL 縫着の手技でこだわっているポイントについて紹介させていただく．

切開創の作製と縫着部位の決定

　IOL 縫着の際に必要となる切開創は，縫着糸を埋没結紮するための強膜切開創と，眼圧を保つための前房メンテナーを挿入する角膜サイドポート，フックを用いて IOL を眼内で操作する際に使用する角膜サイドポート(各 1 mm 幅)である．筆者は角膜耳側切開で白内障手術を行っているが，破嚢後や Zinn 小帯断裂の処理の流れで行う場合はそのままの創口を用いる場合が多いので，縫着糸を結紮埋没する強膜切開創は術者からみて左斜め前方と右斜め手前方向に作製しており，2 時方向と 8 時方向に作製する．上方からのアプローチであれば，4 時方向と 10 時方向に作製している．

* Yoshihiko IIDA，〒252-0375　相模原市南区北里 1-
　15-1　北里大学医学部眼科，専任講師

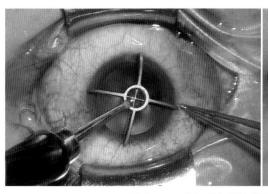
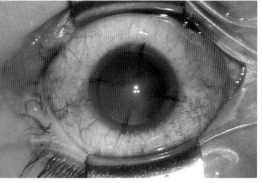

図 1. マーキングと IOL 縫着の際に必要となる切開創
縫着糸の通糸部位のずれは術後の IOL の偏心や傾斜の原因となるため，
マーキングを行う（図は RK マーカー）

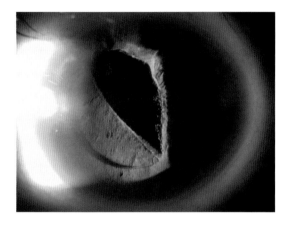

図 2.
IOL 縫着後に生じた虹彩捕獲
IOL の光学部の後ろに虹彩が入り込んでしまって
いる状態．IOL と虹彩の距離が近い場合や IOL の
傾斜があると生じる可能性がある．

縫着糸の通糸部位のずれは術後の IOL の偏心や傾斜の原因となるためマーキングを行う．筆者はトーリック IOL の際に使用する角度ゲージや，RK マーカー等を使用している（図 1）．

前部硝子体切除

前房メンテナ〜をサイドポートより挿入して眼圧を確保しつつ，角膜切開創より硝子体カッターを用いて，瞳孔領〜虹彩下，赤道部より前の硝子体を可能な限り切除する．硝子体切除が不十分であると縫着糸が硝子体ストランドを巻き込むことによって硝子体の牽引が起こり，網膜剝離を生じる危険性があるため，十分に硝子体切除を行う必要がある．ボトル高は 30〜35 cm 程度としている．

IOL の選択

IOL 縫着や強膜内固定のように水晶体嚢がない状態で IOL を固定する場合の合併症として，虹彩が IOL の光学部の後方に入り込んでしまう虹彩捕獲がある（図 2）．これは縫着部位により IOL の光学部が虹彩に近い位置に固定されることにより生じる．通糸部位の位置の問題もあるが，光学径が小さい IOL は少ない散瞳量であっても虹彩捕獲を生じやすい．また全長が短い IOL は固定の際に支持部が強膜側へ引っ張られることにより，支持部角度が減少して光学部が前方へシフトしやすくなるため，虹彩捕獲が生じやすくなることが考えられ，IOL の光学部の大きさおよび全長等を考慮する必要がある．また IOL の偏心・傾斜は，非球面 IOL では収差が増加するとされており[1]，非

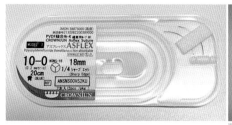
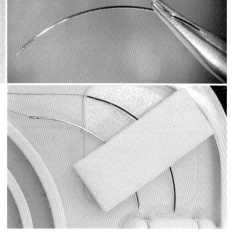

$$\begin{array}{c|c} a & b \\ \hline & c \end{array}$$

図 3.
縫着用ループ針(PVDF 縫着糸)ASFLEX
(MODEL I)
　a：パッケージ外観
　b：針の形状を四角に加工した長さ 18
　　 mm の弱弯針．持針器で把持した際に
　　 針が回転しにくい．
　c：銀色の針(左)と金色の針(右)

球面か球面 IOL かも選択肢として考慮する必要がある．以上のことから，IOL 縫着に使用する IOL は光学部径が大きく，全長が長い 3 ピースの球面 IOL が望ましいと考えている．

これまで数種類の IOL を縫着用 IOL として使用してきたが，上記の条件を満たす IOL として，筆者は現在，全長 13.2 mm，光学部径が 7.0 mm のフォルダブルかつ球面 IOL である X-70S(参天製薬)を選択している．

縫着糸の選択と強膜への通糸

IOL 縫着の長期合併症として，縫着糸の断裂による IOL 偏位や脱臼が挙げられる．以前より縫着用として用いられている 10-0 ポリプロピレン糸は経年変化から糸が劣化することが原因であるという報告があり，9-0 等のより太い糸や，ポリフッ化ビニリデン(polyvinylidene difluoride：PVDF)等の別の素材のものを使用することが推奨されており[2]，筆者は PVDF 糸がループ状に固定されている縫合針(縫着用ループ針 ASFLEX MODEL I，河野製作所)を使用している．この針は針の形状を四角に加工した長さ 18 mm の弱弯針であり，眼内で操作する際に思いがけず針が回転してしまい，角膜内皮や他の組織を傷つけたりすることがないように持針器で把持しやすく，より安全に操作できるように工夫されている．また長い糸を扱

うなかで，針を取り違えてしまうようなミスを避けるため，2 本の針の色を 1 つは従来から使用されている銀色に，もう 1 つには心臓血管外科の分野で反射を抑えるために使用されている金色のものを採用している(図 3)．

通糸の操作は，まず左斜め前方の縫着部位となる強膜創より，針先を曲げた 27 ゲージ注射針を刺入して，針の先端を瞳孔領より出す．X-70S を縫着する場合の強膜刺入部位は角膜輪部から 2 mm の位置とし，刺入する向きは虹彩と水平ではなく，眼球の中心へ向けて刺入する．

主創口もしくは角膜サイドポートから縫着針を刺入して，27 ゲージ針の先端に挿入し，眼外へと引き抜き通糸する．右斜め手前方向への通糸は，縫着針を角膜サイドポートより刺入し，強膜創から刺入した 27 ゲージ針の先端に挿入し，眼外へと通糸したあと，角膜切開創からフックを挿入して，糸を眼外へ引き出すようにする(図 4)．

縫着糸の固定のための IOL 支持部の加工

X-70S の支持部の素材は PVDF であり，持針器でつぶすことによって容易に膨大部を作製することができ，カウヒッチ法にて支持部に糸を結び付ける際にストッパーの役割を果たす．カウヒッチ法による結紮は，1 回だけでは挿入操作の際に糸が緩んで支持部のところを滑ってしまい，固定位

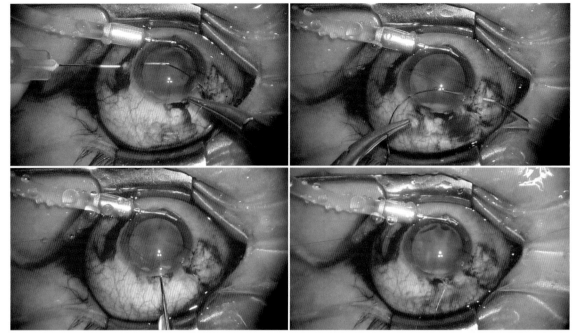

図 4. 縫着糸の強膜への通糸

角膜サイドポートから刺入した縫着針を左斜め前方の縫着部位となる強膜創より刺入した
27 ゲージ注射針の先端に挿入し，眼外へと引き抜き通糸する(a)．右斜め手前方向への通糸も
同様に縫着針を角膜サイドポートより刺入し，強膜創から刺入した 27 ゲージ針の先端に挿
入し，眼外へと通糸(b)した後，主創口である角膜切開創からフックを挿入(c)して，糸を眼
外へ引き出す(d)．

a | b
---
c | d

置がずれてしまうことがあり，IOL の固定の際に
偏位を生じる原因の 1 つとなる．眼内で緩んでし
まった糸の位置を適切な位置に補正するのは不可
能ではないが難易度が高く，操作も煩雑となって
しまうため，カウヒッチを 2 回以上繰り返して支
持部に結紮する（ダブルカウヒッチ）[3]ことによ
り，IOL の挿入操作の際に糸が緩んで縫着糸がず
れることを予防することができる．

IOL 挿入

IOL を挿入する場合，支持部の先行ループおよ
び IOL の光学部を前房内に挿入し，創口から後方
ループを出した状態で縫着糸を結紮し，前房内で
180° 回転させて先行ループを創口から眼外へ出し
て再度同様に縫着糸を結紮するパターン(a)と，
インジェクターに IOL を装填する前に先行する
支持部に縫着糸を結紮して，糸がつながった状態
で眼内へ IOL を挿入し，創口から出ている後方
ループに残りの縫着糸を結紮して IOL を挿入す
るパターン(b)の 2 通りの方法を行っている．散

瞳が比較的不良であり，IOL を前房内に留めてお
ける場合には(a)の方法を選択するが，散瞳が良
好で IOL を挿入した際に硝子体腔中に落下して
しまう可能性がある場合には(b)の方法を選択し
ている．

(b)の IOL を挿入する前に先行ループに縫着糸
を結紮する方法は，インジェクターの先端よりイ
ンジェクター内にループ状になっている縫着糸を
フックにて引き込み，インジェクターの内筒のな
かを糸が通っている状態で IOL の先行ループと
なる支持部にダブルカウヒッチで結紮し，IOL を
インジェクターに装填・挿入を行う(図5)．IOL
をインジェクター内で進める際には先行ループや
糸が絡まないよう，フックを使って先行ループの
先端をタッキングさせずに伸ばした状態で進める
ことがコツと考えている(図6)．

IOL の位置の調整と強膜への縫着

強膜への固定操作を行う前に，縫着糸を両方か
ら引いて IOL のセンタリングや傾斜の有無を確

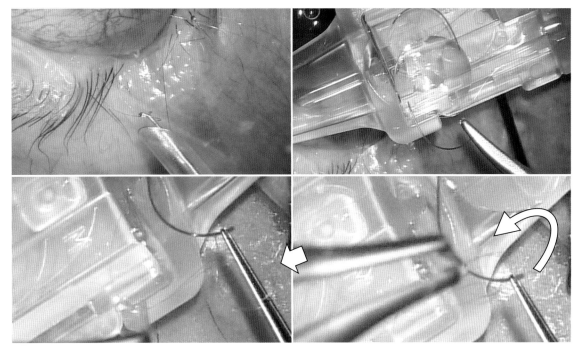

図 5. IOL 支持部の加工と縫着糸の結び方

レンチ氏フックのような長いストレートのフックをカートリッジ後方から挿入し，
先行する支持部に結ぶループ状になっている縫着糸に引っかけてカートリッジ先端
からカートリッジ内へと引き込む(a)．PVDFでできている支持部を持針器でつぶし
膨大部を作製する(b)．カウヒッチを2回行い支持部に糸を結び付ける．2回目の
カウヒッチは右手の鑷子に糸を一巻きし，矢印の輪になっている糸を把持し(c)，
支持部を輪のなかに通し(実際には糸を矢印のように支持部側へ移動させ)結紮する
(d)．

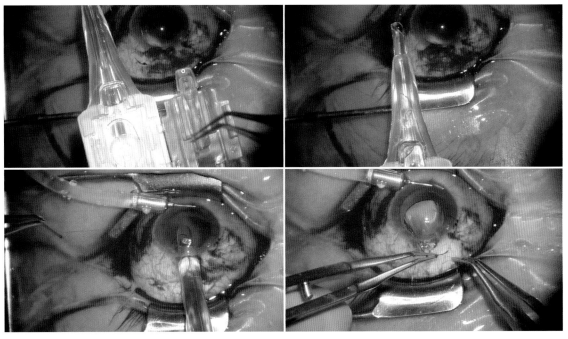

図 6. IOL 挿入

糸が結び付けられているIOLをインジェクターに装填し(a)．先行支持部の糸が絡まない
ように糸を引き支持部を伸ばした状態でインジェクター内にIOLを進めていく(b)．先行
する糸を眼外から引きながら，インジェクターの先端を眼内に挿入し，IOLを眼内へ挿入
する(c)．IOLの後方の支持部は眼外に出た状態にして，先端部を加工した支持部にカウ
ヒッチ法を2回以上繰り返して糸を結び付ける(d)．

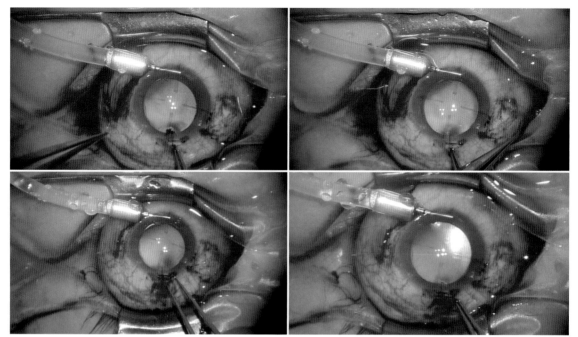

図 7. プルキンエ・サンソン像と IOL の傾斜の調整
左側の糸を引いたとき(a)と右側の糸を引いたとき(b)にプルキンエ・サンソン像の
位置が変化する. IOL の傾斜を確認する際には鑷子にて眼球の位置を正面になるよう
に調整して像の位置を確認することが重要である(c, d).

a	b
c	d

認する. スリット照明等の設備があれば術中に虹
彩面との位置関係をみながら IOL の傾斜を確認
することが可能だが, 顕微鏡のライトの角膜や
IOL における反射像であるプルキンエ・サンソン
(Purkinje-Sanson)像が一致するようにすること
でも IOL の傾斜を調整することができる. この
際, 眼球の向きが上転していたり, 下転していな
いか注意したうえで像の位置を確認することが重
要である(図7).

　強膜への縫着は IOL の傾斜の目安となるプル
キンエ・サンソン像をみながら, 結紮する糸のテ
ンションを調整しつつ強膜創のなかに結紮部が埋
没するように縫合する. 強膜への縫着の際に注意
したいことは縫合糸の断端の処理である. 縫合糸
露出は眼内炎の原因となるため露出しないように
するための工夫が必要である. 糸の断端を短くし
てしまうと断端が立った状態となり, 結膜を突き
破って露出してしまうことがあり整復も難しい.
そのため, 長めの断端を結膜下に残しておく方法
やジグザグ状に縫合糸を強膜に通糸する Z 縫合術
等がある. 筆者は浅野[1]が報告しているバネ穴付

き縫合針を使用することにより, 強膜トンネル内
に縫合糸断端を埋没する方法にヒントを得て, 縫
着に使用している針糸を利用して強膜トンネル内
に縫合糸断端を埋没させている. 本手技は糸と糸
を結ぶ操作がやや煩雑ではあるが, 施設によって
は低コストであっても新規で物品を追加するのが
難しい場合もあり, 縫着で使用する物品に新たに
追加することなく施行することが可能である(図8).

IOL の固定位置と周辺虹彩切除の可否について

　IOL 縫着後に生じる現象として, 逆瞳孔ブロッ
クがある. IOL 縫着後の逆瞳孔ブロックは硝子体
切除後の無硝子体眼に発生しやすいとされるが,
強度近視眼のような虹彩が薄く, 動揺するような
症例でもみられることがある. 後房から硝子体腔
の眼内液は眼球運動に伴って, 容易に前房内へと
流入するが, それが硝子体腔に戻ろうとする際
に, 虹彩が IOL に対して弁状に働き, 前房圧が後
房圧を上まわり, 深前房をきたす. IOL の光学径
が小さい場合, 若年者で瞳孔径が大きい場合等
は, 前述の虹彩捕獲を生じる原因ともなりうる.

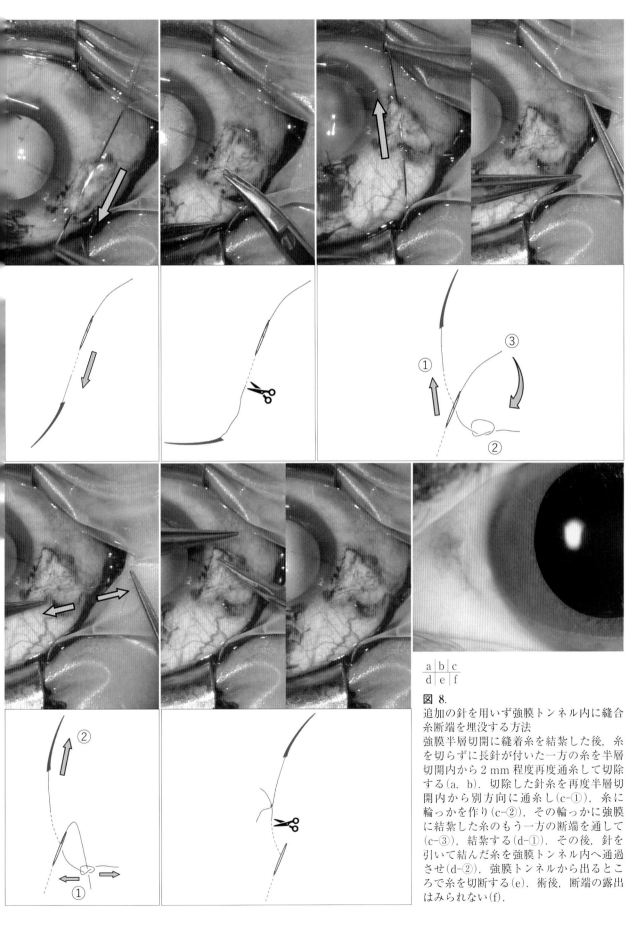

a	b	c
d	e	f

図 8.
追加の針を用いず強膜トンネル内に縫合
糸断端を埋没する方法
強膜半層切開に縫着糸を結紮した後，糸
を切らずに長針が付いた一方の糸を半層
切開内から 2 mm 程度再度通糸して切除
する(a，b)．切除した針糸を再度半層切
開内から別方向に通糸し(c-①)，糸に
輪っかを作り(c-②)，その輪っかに強膜
に結紮した糸のもう一方の断端を通して
(c-③)，結紮する(d-①)．その後，針を
引いて結んだ糸を強膜トンネル内へ通過
させ(d-②)，強膜トンネルから出るとこ
ろで糸を切断する(e)．術後，断端の露出
はみられない(f)．

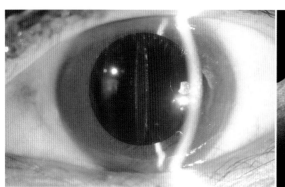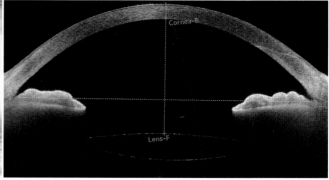

図 9. IOL の固定位置　　　　　　　　　　　　　　　　　a│b
IOL の光学部と虹彩は距離が保たれており，術中の PI は不要である．
a：前眼部写真
b：前眼部 OCT 画像

レーザー虹彩切開術（laser iridotomy：LI）を施行し，改善ならびに再発を防止できたとする報告[5]~[7]があるが，従来，筆者は瞳孔ブロックを予防するために，A-vit カッターにより，術中に周辺虹彩切除（peripheral iridectomy：PI）を行っていた．方法としては縮瞳剤（オビソート®）を投与し，縮瞳したところで A-vit カッターにて切除する．カットレートを 500 回/分程度に落として，吸引圧 100 mmHg，吸引流量 10 ml/分，可能な器械であればカッターのモードを I/A-Cut モードに設定し，カッターの吸引口を虹彩面に向け，吸引・切除を行う．

しかし，今回紹介してきた方法は，毛様溝ではなく，毛様体扁平部縫着であり，また X-70S を用いていることにより，光学部は虹彩面よりも深い位置（囊内固定もしくはそれよりも深い位置）に固定されるため，基本的にほとんどの症例で現在では PI を施行していない（図 9）．ただし，通糸部間の距離が長くなるような症例では，前述したように支持部を引っ張り支持部角度が減少し，IOL が前方移動するうえ虹彩捕獲を生じる可能性がある．そのような場合には術中に PI を施行するか，もしくは術後に虹彩と IOL の光学部の距離が近いことが確認できた場合は LI を施行することを検討する．

なお，IOL 度数の算出は SRK/T 式を使用し，短眼軸長眼から標準眼軸長眼にかけては目標屈折度数が囊内固定の度数より約 −0.50 D 程度さらに近視になる IOL 度数を選択し，長眼軸長眼においては囊内固定のときと同じ IOL 度数を選択している．これは毛様溝縫着の場合の IOL 度数の選択と異なると思われるが，短眼軸長眼では IOL の固定位置が囊内固定の位置よりも奥になり，遠視化する傾向にあること，長眼軸長眼の場合は IOL の固定位置が囊内固定の位置とほぼ同等になるためである．

おわりに

白内障手術の合併症に伴い IOL 縫着や強膜内固定が必要となる症例は，偽落屑症候群に伴う Zinn 小帯断裂例等，散瞳不良で小瞳孔の状態であることも多く，眼内での操作が少ないことや，IOL の硝子体中への落下等のリスクを考えると，前眼部術者にとって，縫着による IOL 固定法は今でも有用な手技の 1 つである．さらに，インジェクターを用いた IOL 縫着術は比較的小切開から行うことが可能であり，閉鎖的な環境下でより安全に手術が施行できる点や，術後の惹起乱視の軽減等，この方法により得られるメリットは大きいと考えられる．

文　献

1) 木澤純也，前田可奈子，今泉利康ほか：球面レンズ・非球面レンズ．臨床眼科，**70**：16-23，2016．
2) Price MO, Price FW Jr, Werner L, et al：Late

dislocation of scleral-sutured posterior chamber intraocular lenses. J Cataract Refract Surg, **31**：1320-1326, 2005.

3）永原　幸：非定型な眼内レンズの挿入　毛様体溝固定　極小切開（インジェクターによる）．臨床眼科，**64**：242-246，2010.
Summary　小切開で IOL 縫着を行う方法とダブルカウヒッチにより糸のずれを生じにくくする方法を紹介.

4）浅野泰彦：眼内レンズセミナー　眼内レンズ縫着術の糸露出を防ぐ縫合糸埋没法　強膜トンネル埋没法．あたらしい眼科，**35**(12)：1653-1654，2018.

Summary　縫合糸の断端の処理は縫着術の術後管理として重要であり，本方法での断端の処理でもヒントを得た方法.

5）井上　康，馬場哲也，永山幹夫ほか：眼内レンズ毛様体扁平部縫着術後に発症した逆瞳孔ブロック．眼科，**46**：1899-1903，2004.

6）東出朋巳：眼内レンズ毛様溝縫着後の逆瞳孔ブロックによる虹彩捕捉とその治療．IOL & RS，**23**：410-412，2009.

7）木村元貴，津田メイ，松山加耶子ほか：眼内レンズ縫着術後の逆瞳孔ブロックにレーザー虹彩切開術を施行した 3 例．臨床眼科，**64**：1341-1346，2010.

MB OCULI. No. 102：52−60, 2021

特集／水晶体脱臼・偏位と虹彩欠損トラブル

眼内レンズ脱臼・偏位の治療
―糸張り法―

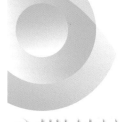

OCULISTA

片山雄治*

Key Words： 眼内レンズ振盪(IOL movement)，眼内レンズ偏位(IOL dislocation)，毛様溝縫着術(transscleral fixation)，強膜内固定術(intrascleral fixation)，糸張り法(bridging method)，

Abstract： 白内障手術は年間 150 万件施行されている．眼内レンズの偏位，脱臼をきたす頻度は現状約 3％であるが，今後増加の一途を辿ることが予測される．眼内レンズの摘出と二次固定法として，現在は毛様溝縫着術と強膜内固定術が主な手術方法である．術式のバリエーションとして 9-0 ポリプロピレン糸を水晶体嚢の硝子体側に張り，水晶体嚢と眼内レンズ complex（複合体）を再固定する糸張り法を試み，良好な成績を得たので紹介する．

はじめに

　白内障手術は，機械の進歩や小切開に伴う合併症の低下により適応は拡大され，年間 150 万件以上手術が行われ，良好な視力であっても白内障手術を施行する時代になった．

　白内障術後に眼内レンズ(IOL)が偏位，脱臼する頻度は約 3％[1]，脱臼までの期間は平均 7～10 年と報告されている[2]．日本人の平均寿命は 50 年後には 100 歳になるといわれており，白内障手術が施行された後も，30～40 年以上生き長らえる時代が到来している．白内障手術後の眼内レンズ偏位や脱臼症例が増加の一途を辿ることは想像に難くない．

　水晶体嚢の有無によって術式は異なるが，IOL 二次固定の代表的な術式として，毛様溝縫着術と強膜内固定術が挙げられる．強膜内固定術は，Gabor らにより 2007 年報告され，本邦では 2010 年小早川らが発表し[3]，太田[4]，Yamane らによって改良され[5]，近年 IOL 二次固定術の主流となった．Yamane らが報告した電気焼灼器で IOL の

haptics 先端を焼灼しフランジを作製するフランジ法[6]は，長期成績は不明なものの，2021 年現在最も注目される術式となっている．両術式ともに術後合併症は皆無ではないが，現時点でほぼ完成された術式であり，術後患者の QOV は著しく改善されている．その発展には硝子体手術機械や広角観察システムの進歩が大きく寄与しており，特に周辺部の硝子体処理や網膜観察がより安全に行えるようになったことが大きい．

　しかし，両術式は切開創や縫合糸にかかわる硝子体の郭清，眼底観察が必須であり，白内障手術を主に施行する術者には，ややハードルが高い．初回の白内障手術に 3 ピース IOL が使用されていれば，IOL 偏位や脱臼をきたした場合，眼内での再利用が可能だが，1 ピース IOL やプレート型 IOL が使用されている場合は摘出する必要がある．眼内レンズの摘出は，二次的な眼内レンズ挿入よりも困難であり，虹彩損傷，虹彩あるいは毛様体出血，硬化した Soemmering's ring の眼内落下，角膜内皮損傷等，種々の合併症を引き起こす．福岡によって報告されたインジェクターによる IOL 摘出も，折り畳み可能な IOL には有効だが[7]，PMMA 製 IOL であった場合は適応にならない．

* Yuji KATAYAMA，〒411-8611　静岡県駿東郡清水町長沢 762-1　静岡医療センター眼科，部長

さらに，毛様溝縫着術には縫着糸に伴うトラブルが術後長期間観察され，10年以上経過しても縫着糸に起因した眼内炎の危険性が指摘されている[8]．また，毛様溝縫着術や強膜内固定術の片側支持部が強膜の縫着あるいは固定部位から脱落した場合，眼内で再固定することは技術的に可能であるが[9]，毛様溝再縫着術はhapticsの糸を結ぶポイントにより容易に偏心をきたすこと，強膜内固定術はフランジ作製により支持部が短い場合，再固定が困難を要すること等，術式特有の問題点が残されている．

また，IOL偏位や脱臼をきたしやすい疾患として偽落屑症候群が最も多いが[10]，これらの症例では，概して散瞳不良，硬化したSoemmering's ring，複数回の手術による結膜の瘢痕化，角膜内皮減少等の所見を呈し，両術式の円滑な実施が困難である．

以上，毛様溝縫着術や強膜内固定術の利点，欠点について考察してきたが，IOLを摘出することなく低侵襲かつ簡便にIOLを整復する第三の術式が存在すれば，IOL偏位や脱臼症例の予後はもちろん，術者のストレスも改善されると考えられる．

2018年，2本の糸をIOL後面に張り低侵襲かつ良好なセンタリングを得る術式を水野ら[11]が，五角形星型に糸を網状に張り，IOLを面として支える方法を筆者らが報告した[12]．これらの糸張り法は，症例によっては毛様溝縫着術，強膜内固定術より利点が多いと考えられる．本稿では，糸張り法の適応，留意点，改良点等を踏まえ，今後の展望を考察する．

糸張り法の位置づけ

基礎疾患や眼科既往症に重篤なものがなく，毛様溝縫着術や強膜内固定術が定型通り行える症例では，両術式を施行すべきである．その理由として，現時点では糸張り法によって再固定されたIOLのセンタリングと両術式によるIOLのセンタリングを比較したデータがなく，糸張り法の優位性が証明できないからである．しかし，糸張り法は限定された状況下では，低侵襲と簡便さから毛様溝縫着術や強膜内固定術よりも多くのメリットを有する．

IOLと水晶体囊complexの状態については，瞳孔領に光学部の1/2以上が残存するIOL振盪，偏位，亜脱臼が良い適応となる．従来，自覚症状がなく視力低下が軽微なIOL振盪や偏位の症例では，手術を積極的に施行しなかった[13][14]．しかし，そのような症例こそが，安全性の観点から本術式の適応と考える．自覚症状が乏しい時期に手術を勧めるため，術前の説明が非常に難しい．特にIOL振盪では，当院では動画を記録して患者と眼所見を共有している．複数回の網膜剝離による手術後によって結膜が瘢痕化し，角膜内皮数が減少（600個/mm²未満）した症例で，瞳孔領からIOLと水晶体囊complexが確認できない完全落下の状態となったため本術式を施行，5年経過した現在も経過観察中の症例を有するが，完全落下の症例は手術の煩雑さ，再手術になった場合の空気置換までを考えると良い適応ではない．

糸張り法のバリエーションは，水野らの2本の糸で固定する方法，筆者らが報告した五角形星型，それを簡略化して下方に頂部を置く三角形の方法が代表的となる．我々が豚眼で検討した結果，2本の糸で固定する方法や三角形の方法は囊内固定において問題はないが，長眼軸や囊外固定の場合には五角形星型の必要性を感じている（図1〜3，表1）．以下に五角形星型の手術方法を中心に詳述する．

手術方法

五角形星型の糸張り法を施行するにあたり，完成図とともに基本の手術手順を以下に示す（図4）（東邦大学医療センター大森病院倫理委員会　審査番号M16107承認済）．
①五角形頂点部分，2時，4時，7時，10時，12時の角膜マーキングを行う．6時方向は術野を展開しにくく，3時と9時は易出血性のため避

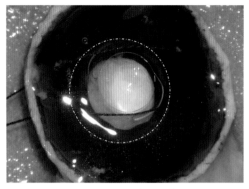

図 1. 2本の糸で固定
豚眼で水野らの2本糸を張る糸張り法を施行. 硝子体側から前房側を観察. 9-0 ポリプロピレン糸の代用として7-0相当の赤糸で代用. 黄色枠線部分に水晶体囊の赤道部が視認できる.

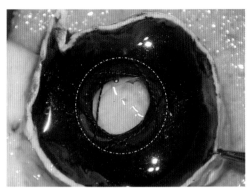

図 2. 五角形星型
豚眼に本法の五角形星型を施行した. 水晶体囊. 黄色枠線部分と対比して滑落する空間がない.

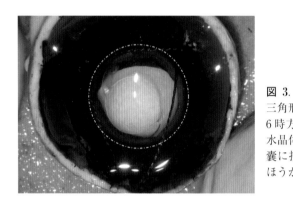

図 3.
三角形
6時方向, 下方に頂部を置く三角形の術式を施行した. 水晶体囊, 黄色枠線部分に対しすべての糸がバランス良く囊に接している. 重力を考慮すると下方に頂部を置いたほうが望ましい.

表 1. 糸張り法のバリエーションと特徴

	長　所	短　所	適　応	非適応
2本の糸で固定	手術が極めて簡便 瞼裂が広い箇所からのアプローチのみのため初心者にも安心	下方偏位には弱い印象あり 長眼軸では隙間が広くなる可能性	IOL動揺 IOL偏位 （下方に弱い） IOL亜脱臼 （下方に弱い）	IOL亜脱臼 （特に下方は不可） 長眼軸は要慎重
五角形星型	IOL偏位・亜脱臼にまで一番幅広く対応可能 全方向に滑り落ちるスペースなし	手術が一番煩雑 複数回の穿刺のため出血, 炎症等の合併症が多い	IOL動揺 IOL偏位 IOL亜脱臼	なし
三角形	簡便でありながら下方偏位にも強い	針をドッキングして一本化する際に, 針の連結部の移動距離が一番長い. 硝子体への影響が一番大きい可能性 長眼軸では隙間が広くなる可能性	IOL動揺 IOL偏位 （下方に強い） IOL亜脱臼 （下方に強い）	下方以外は弱いため偏位, 脱臼方向によっては微調節が必要 長眼軸は要慎重

け, 眼圧上昇時の緑内障手術施行のため11時方向を除外等を考慮した.
②角膜マーキング2時部分の結膜切除.

③結膜切除した部分からテノン囊下麻酔. 9-0ポリプロピレン糸（マニー社 1465 P）を埋没するための強膜フラップを輪部より 2.5 mm 部分を

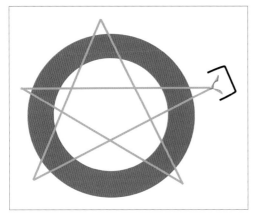

図 4.

2時から窃刺通糸し7時，12時，4時，10時を経由し2時に戻って来ることによってIOL後面に5角形星型の網を張る。

また穿刺は結膜上から眼球に垂直，角膜輪部から2.5 mmで行う。これにより前方は虹彩，後方は糸で支えられIOLが偏位する空間はない。

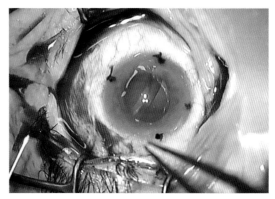

図 5.

嚢内固定のIOLが亜脱臼している。五角形頂点部分，2時，4時，7時，10時，12時の角膜マーキング後，9-0ポリプロピレン糸を埋没するための強膜フラップを輪部より2.5 mm部分を中心に作製する。

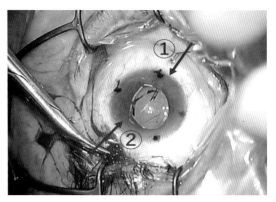

図 6.

効率的に行う手順として，①右手で7時の角膜輪部2.5 mmの結膜上から直接穿刺挿入し，曲がった27 G針でIOLを引き起こし虹彩裏面で固定。②左手で2時のフラップ下の強膜から挿入されている9-0ポリプロピレン直針で対面通糸を行う。

中心に作製する(図5)。テノン嚢下麻酔にて眼窩内圧と眼圧を上げておくことにより，眼球穿刺が容易になる。

④2.5 mℓ注射器等にあらかじめ曲げた27 G針を装着する。これは9-0ポリプロピレン直針(9-0直針)を対面通糸する際の迎えの針であり，亜脱臼時にはIOLと水晶体嚢complexを後方から支持する。より低侵襲にこだわるなら内腔0.3 mm×長さ19 mmの30 G針でも行えるが，剛性が弱く，眼球の回旋やIOLを起こす操作等で難易度が上がるため，27 G針を推奨する。

⑤27 G針を輪部より2.5 mmの部分でIOL後面に針が出るように結膜上7時より直接穿刺する。これによりIOLを虹彩裏面に引き上げる操作を利き腕の右手で行えるうえ，右手で眼球の制御や眼球を圧迫し眼圧を上げ9-0直針を窃刺しやすくする。

⑥9-0直針を先に作製した2時の強膜フラップ下輪部より2.5 mmの部分でIOL後面に来るように穿刺後，先に穿刺した27 G針の内腔に挿入，通糸を行う(図6)。

⑦同様の手順で，27 G針および9-0直針にて12時，4時，10時，2時の順で通糸を計5回繰り返す。これにより2時の強膜フラップからスタートした9-0ポリプロピレン糸はIOL後面星型を形成し，スタートした部分の2時の強膜フラップ下部分に帰ってくる。

⑧9-0ポリプロピレン糸を単純結紮することにより網を形成しIOL後面の支えとする。このとき糸を引くことで，IOLは自然に虹彩裏面の瞳孔中心に整復される。なお5回の通糸により眼球はやや虚脱しているため，ポリプロピレン糸を張りすぎると術後に眼圧が正常化した際，さらに張りが増して長期的な劣化から糸が切れる可能性が生じるので，あまり引っ張りすぎないよう留意する。

⑨2時の結膜を8-0吸収糸等で縫合，9-0ポリプロ

表 2. 五角形星形糸張り法の合併症

合併症	発症頻度 (13 例中)	転　帰
高眼圧	15.4% (2/13)	全例 1 か月で正常化
硝子体出血	23.1% (3/13)	全例 2 週間で自然吸収
低眼圧	7.7% (1/13)	2 日間で正常化
前房出血	7.7% (1/13)	3 日間で自然吸収
黄斑浮腫	0 眼	
縫合糸露出	0 眼	
眼内炎, 網膜剥離	0 眼	

ピレン糸が露出していないことを確認し終了とする.

効果および経過

本術式を行った 13 症例では, 術後 1 週間後には 69%(9/13 例), 術 1 か月後には 85%(11/13 例)で術前と同等以上の矯正視力が得られており, 術後早期から良好な視力が得られた. 他覚的屈折値による等価球面度数の変動は, 術後 1 年で平均約 −0.6±2.8 D の近視化を呈し, 最大 2 D 程度近視化した. 本術式では経験的に穿刺部位を角膜輪部より 2.5 mm としたが, さらなる検討が必要ではあるものの囊内固定に近い部位に整復できたと考えている.

毛様溝縫着術や強膜内固定術後の屈折値変動については約 −0.2〜−0.7 D 程度と報告されており[15)〜17)], 単純に比較はできないものの, 本術式は両術式と同等の屈折値の安定が得られる可能性がある.

惹起乱視について, 乱視軸の変化はすべて 30°以内に収まっており平均 0.49 ±0.34 D の変化が生じていた. これは通常の白内障手術と同等であり, 術後視機能に与える影響は少ないと考えられる[18)19)].

本術式の手術時間は平均 36.2±9.1 分であった. 毛様溝縫着術や強膜内固定術では, レンズ摘出, 硝子体手術, 眼内レンズ挿入という手順を踏まねばならず, 筆者の場合, 約 1 時間半程度は必要となる. 本術式では眼内操作で問題となる散瞳

不良の症例であっても, 瞳孔中心で針を操作することが主であり瞳孔径に手術時間は左右されないと考えられた. 本術式において手術時間に比較的影響を及ぼす症例は, 短眼軸や deep set eye, 狭瞼裂例であり, 特に 4 時 7 時方向の穿刺が困難な症例では時間を要した.

術後合併症については表 2 に示した.

術後早期に高眼圧 2 例, 硝子体出血 3 例を認めたが, 高眼圧は 1 か月以内に正常化し, 硝子体出血に関しても 2 週間以内に自然吸収を得た. また低眼圧となった症例を 1 例経験したが 2 日間で正常化した.

角膜内皮減少率は, 平均 3.1±1.1%であり, 全例 5%以内であった. 術後に浅前房が問題となった症例はなく, 隅角に虹彩前癒着や異常な色素沈着を認める症例もなかった. 本術式で, 結膜上に露出した 4 か所の 9-0 ポリプロピレン糸は, 術後 2 週間程度ですべて結膜下に自然埋没され, 結膜上に露出した症例はなかった. 生体染色にて硝子体ストランドの嵌頓, 脱出は確認されなかった (図 7, 8). 2021 年 2 月現在, 最長 5 年の術後経過観察を継続しているが, 虹彩捕獲, 縫合糸の露出, 炎症の再燃, 黄斑浮腫, 網膜剥離や眼内炎等の合併症は認めていない. なお本法施行後に, 偽落屑症候群の 2 例に対して角膜切開創から ab interno トラベクロトミー 1 例, 11 時方向からトラベクレクトミー(MMC 併用)1 例を施行したが, 通常通り施行可能であり術後眼圧下降が得られた.

適　応

強角膜切開を行わない, 術中眼圧変動が少ない, 硝子体切除を行わない等, 比較的低侵襲であると予測されるため, 多重回手術を施行され前房に手術操作を加えたくない症例等も適応となる.

座位で瞳孔領に光学部の 1/2 以上が観察される以下の症例は適応となる.
①IOL 振盪
②IOL 偏位や亜脱臼
③散瞳不良

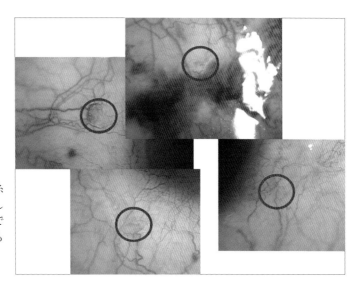

図 7.
術後 2 週間. 2 時方向 9-0 ポリプロピレン糸
はフラップ下であり,結膜上から直接窃刺し
た 4 か所においては結膜下への迷入が確認で
きる. また吸収糸でないために血管の集簇も
なく術後の炎症は軽い.

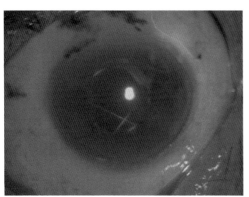

図 8.
術後 2 週間. 2 時の結膜切除部位に染色が認
められるものの,他の 4 か所はすでに穿刺部
位は同定できない. また陥頓硝子体がない
ことも確認できる.

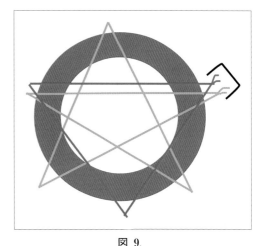

図 9.
再発を予防するために五角形星型と三角形
を組み合わせた場合を示す. 同一フラップ
を使用する.

④PMMA 製 IOL
⑤線維柱帯切除術等,緑内障手術が予測される
⑥角膜内皮減少
⑦精神発達遅滞等による自傷行為がある

　全周均一に Zinn 小帯が脆弱化している IOL 振
盪の症例は最も良い適応である. 散瞳不良例は術
後前方脱臼の可能性が低い. 囊ごと偏位,亜脱臼
した PMMA 製 IOL が挿入された症例は,縫着術
や強膜内固定術では侵襲が大きくなるが,糸張り
法では対処可能である. 結膜が広範囲に温存可能
な糸張り法では線維柱帯切除術等の施行に障害と
ならない. PEA や ECCE といった手術方法の角
膜内皮減少率は約 5% とされており[20],糸張り法
は前房虚脱や機械的な角膜内皮への侵襲がほとん
どなく約 3% に留まるため,角膜内皮数が減少し
ている症例に対しても対応できる可能性がある.
発達障害等の自傷患者では,強角膜切開を伴わな
いため他の術式より眼球の integrity が温存でき
ると考えている. また自験例に関しては五角形星
型と 3 角形を同時施行しさらに補強を行っている
(図 9).

適応が慎重となる症例

　座位で瞳孔領に光学部の 1/2 以上が観察されな
い症例は良い適応ではなく,以下の症例は慎重に
適応を決定している.

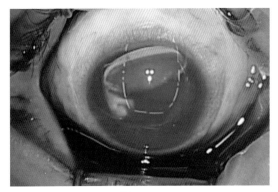

図 10.
術前写真．上方が 12 時となる．嚢外固定の亜脱臼症例．上方の Zinn 小帯は残存している．このような症例は下方への偏位の可能性は低く本術式の適応となる．

重度の発達障害，アトピーもあり常に搔痒のため眼球周囲を擦っており，安静が保てなかった．複数回の網膜復位術，硝子体切除を経て重度の瘢痕癒着が認められる．角膜内皮数は $500/mm^2$ 程度であり透明性も低下している．

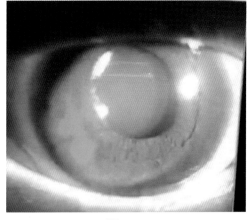

図 11.
図 10 と同症例．術後 2 週間．五角形星型と三角形を組み合わせて補強．瞳孔領に 2 本の糸が確認できる．術後 2 週間に術前の最良視力(0.4)を得た．現在も IOL は同位置であり，糸の緩みも確認されていない．

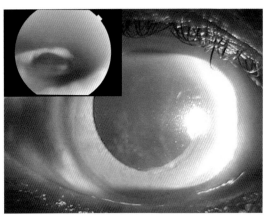

図 12.
術前写真．中央は前眼部写真，左上は眼底写真．硝子体に嚢内固定の IOL が完全脱臼している．87 歳と高齢であり軽度認知，抗血小板薬内服，複数回の網膜剝離手術のため視力は(0.2)であり，本術式を選択した．

①眼軸 30 mm 以上
②眼軸 22 mm 以下
③嚢外固定(下方偏位)
④完全脱臼

　30 mm 以上の長眼軸では糸が足りなくなり，糸の継ぎ足し等を試みなければならない可能性が高い．また眼軸が 22 mm 以下の症例では，術野を展開しにくい眼球下方からのアプローチがあるた

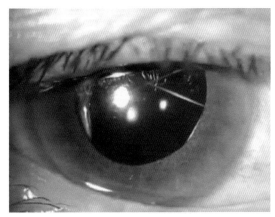

図 13.
図 12 と同症例．術後 3 週間．周辺の前嚢切開位置から IOL が中心に固定されていることがわかる．

め，難易度が上昇する．糸張り法は原則嚢内固定，IOL と水晶体嚢 complex の形状が保持されている症例が対象となるため，嚢外固定の症例については慎重に対処している．自験例では，嚢外固定例は下方偏位する可能性が高いため，上方に 60° 以上 Zinn 小帯が確認できる症例のみに施行している(図 10，11)．完全脱臼例は，眼底に落下した IOL と水晶体嚢 complex を前房内に移動，前房を粘弾剤で満たして complex を保持，9-0 ポリプロピレンを通糸するという流れとなり，操作の難易度が向上する．しかし，固定後は硝子体切除に大きな支障はみられなかった(図 12，13)．

糸張り法の注意点

糸張り法は強角膜あるいは角膜切開を施行せずIOLと水晶体囊complexを瞳孔中心に固定可能な術式であるため，広範囲に結膜を温存できる，散瞳状態に左右されない，囊内固定されたIOLの種類を問わない等，さまざまな長所を有する．しかし，未だ発展途上の術式であるため，以下に検討項目，注意点を列記する．

1．穿刺部位

我々は角膜輪部から2.5 mmの位置に穿刺を行った．自験例で浅前房化や高眼圧をきたした症例はないが，IOLと水晶体囊complexの位置変化（瞳孔捕獲等）や続発性緑内障等，経過観察を要する点は残されている．輪部から3 mmに穿刺した場合，囊内固定と同じ深度にIOLが固定されるという報告も散見されるため[21][22]，Soemmering's ringが厚い症例では輪部から3.0 mmの位置に穿刺している．穿刺の際の灌流ポートは眼圧の維持に必要であるが，水流によるIOL complex脱臼の進行等が懸念されるため，現在積極的には使用していない．

2．9-0ポリプロピレン糸の張り

長期経過においてポリプロピレン素材が劣化を生じる可能性が報告されており[23]，あまり強く張ることは避けるよう心がけている．本術式は当初から灌流ポートを使用していなかったため，術終了時にやや低眼圧を生じていた．術後，眼圧が回復して予想以上に糸が張っていた症例やIOLと水晶体囊complexと虹彩裏面の距離が短縮，すなわちcomplexが術中所見よりも前方移動した症例を経験した．よってIOLと水晶体囊complexを硝子体側よりしっかり支える網のイメージではなく，complexの前方移動のリスクを回避しつつ五角形の網が囊に接触していればcomplexの位置は保持されるという概念に変化している．

3．感染，網膜剝離

術後の結膜上への糸露出や陥頓硝子体が観察されないことより，長期的な感染症の合併は低いと考えている．しかし有硝子体のため，もし眼内炎が発生した場合は硝子体注射と同様重篤になることが予想される．術中ポビドンヨードでの消毒洗浄が重要と考え穿刺前後の頻回洗浄を必須としている．また，予測される最大の合併症は網膜剝離である．自験例では網膜剝離の発生は認めておらず（N＝13），9-0ポリプロピレン糸や27 G針の穿刺創から硝子体の脱出，陥頓も全例確認されていない．しかし，縫着術や強膜内固定術後の網膜剝離のように，頻度は低いものの発生する可能性がある合併症であることから，硝子体脱出や嵌頓，不用意な硝子体牽引は避けるべきである．

おわりに

毛様溝縫着術と強膜内固定術が広く行われるようになり，眼内レンズ二次移植術の骨子は完成したと考えられる．しかし，すべての手術が理想的な条件で行えることはなく，IOLの脱臼や偏位をきたす症例ではさまざまな全身的および眼合併症を有していることが少なくない．この糸張り法は，眼内レンズ二次移植術の術式選択にあたりバリエーションの1つ，第3の術式として持つべき技術だと筆者らは考えている．検討課題は残されているが，安全な普及を期待したい．

文　献

1) 松島博之：眼内レンズ偏位．眼科，**62**：1125-1131，2020.

2) 西岡栄一：眼内レンズ偏位・脱臼．臨眼，**73**：991-997，2019.

3) 小早川信一郎，松本　直，権田恭広ほか：支持部を強膜内に固定する新しい眼内レンズ二次挿入術の早期成績．眼科手術，**23**：125-130，2010.

4) 太田俊彦：眼内レンズ強膜内固定術（Y-fixation technique）．あたらしい眼科，**29**：1513-1514，2012.

5) Yamane S, Inoue M, Arakawa A, et al：Sutureless 27-gauge needle-guided intrascleral ontraocular lens implanation with lamellar scleral dissection. Ophthalmology, **121**：61-66, 2014.

6) Yamane S, Sato S, Maruyama-Inoue M, et al：

Flanged Intrascleral Intraocular Lens Fixation with Double-needle Technique. Ophthalmology, **124**：1136-1142, 2017.

7) 福岡佐知子：カートリッジと鑷子による眼内レンズ摘出法．あたらしい眼科，**37**：957-958, 2020.

8) 中村　聡，宮野良子，大黒　浩：眼内レンズ毛様溝縫着術の15年後に発症した晩発感染症例．臨眼，**61**：547-550, 2007.

9) 橋田正継：眼内レンズ脱臼に対する眼内縫着術．眼科手術，**31**：334-338, 2018.

10) 國重智之，小早川信一郎：水晶体脱臼/IOL脱臼．眼科，**60**：1244-1246, 2018.

11) 水野博史，森　秀夫，宮保浩子：亜脱臼眼内レンズ後方から糸で支えて整復した5症例．IOL & RS，**32**：468-472, 2018.
　　Summary 糸張り法の2本糸のみで亜脱臼眼内レンズを再固定する方法．とても簡便でスマートな方法を紹介している．とても有益で必読の文献．

12) 片山雄治，松本　直，柴　友明ほか：眼内レンズ動揺，偏位に対し糸を張ることのみで固定した6例．眼科手術，**31**：628-633, 2018.

13) 杉浦　毅：眼内レンズ偏位．臨眼，**58**：120-124, 2004.

14) 松島博之，妹尾　正：眼内レンズ偏位・脱臼に対する手術-最新版　手術適応と術前検査．臨眼，**73**：140-144, 2019.
　　Summary IOL偏位，脱臼の手術適応は術者の技量にもよるが，レンズ状態の把握，手術適応を正しく把握する必要がある．臨床に役立つ文献である．

15) 長田美帆子，藤川正人，川村　肇ほか：眼内レンズ強膜内固定術における術後屈折値の検討．眼科，**59**：289-294, 2017.

16) 加藤睦子，中山　正，細川海音ほか：眼内レンズ毛様溝縫着術の手術成績．臨眼，**67**：503-509, 2013.

17) 難波倫江，加藤睦子，中山　正ほか：眼内レンズ強膜内固定術の術後成績．臨眼，**74**：1228-1234, 2020.

18) 田川考耕，東出朋己，杉山和久ほか：耳側角膜極小切開および耳側角膜小切開白内障手術の乱視量変化．日眼会誌，**111**：716-721, 2007.

19) 大鹿哲郎，鮫島智一，宮田典男：手術によって惹起される角膜乱視変化量の計算方法．日眼会誌，**99**：901-907, 1995.

20) 松原恵子，荻田眞理子，枝　美由紀ほか：眼内レンズ挿入術後の角膜内皮細胞の検討．臨眼，**49**：1483-1487, 1995.

21) 門之園一明：眼内レンズの縫着術　毛様体扁平部への固定．臨眼，**56**：118-120, 2002.

22) 樋口亮太郎，門之園一明，内尾英一ほか：眼内レンズ毛様体扁平部縫着術の試み．臨眼，**52**：799-802, 1998.

23) 加藤　悠，厚東隆志：眼内レンズ偏位・脱臼に対する手術-最新版　眼内レンズ縫着術．臨眼，**73**：158-163, 2019.
　　Summary 毛様体扁平部と毛様溝縫への縫着を対比しており，解剖学的観点，合併症をわかりやすく解説している．両術式の短所長所に触れとても参考になる文献．

MB OCULI. No. 102 : 61 – 68, 2021

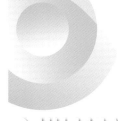

特集／水晶体脱臼・偏位と虹彩欠損トラブル

虹彩欠損トラブル①
—虹彩縫合—

早田光孝*

Key Words : 瞳孔形成(pupilloplasty), 虹彩縫合(iris suture), 虹彩欠損(iris defect), 虹彩離断(iris dialysis), 人工虹彩(artificial iris), 瞳孔散大(pupil mydriasis)

Abstract : 先天性無虹彩，外傷，手術等によって虹彩の欠損や不可逆性の散瞳等の瞳孔不整が残存すると，羞明，グレア，ハロー，近見障害，収差の増強，単眼複視，整容面等さまざまな弊害が生じうる.

　虹彩縫合による瞳孔形成は，特別な器具を必要とせず，比較的選択しやすい手技と考える. 虹彩縫合の手技は，虹彩の伸展，長針による通糸，結紮の順で行われる.

　虹彩の伸展の確認が不十分なまま結紮を行うと，虹彩損傷等を起こしてしまう場合があり，注意が必要である. 長針による通糸は，前嚢鑷子でアシストする方法，迎え針を使用する方法等があり，それぞれ特徴がある. 結紮法は，角膜サイドポートを使用して眼外の結び目を虹彩上へ移動させる siepser slipknot technique と主創口を利用した MaCannel 法があり，結紮する部位によって使い分ける.

はじめに

　先天性無虹彩，外傷，手術等によって虹彩の欠損や不可逆性の散瞳等の瞳孔不整が残存すると，羞明，グレア，ハロー，近見障害，収差の増強，単眼複視，整容面等，さまざまな弊害が生じうる. その場合，たとえ視力が良好であっても，患者の満足度は低下する場合がある.

　加療法としては，虹彩付コンタクトレンズ[1]が使用できない場合，外科的方法としては虹彩付IOL[2]，人工虹彩[3][4]，虹彩縫合がある(表1).

　虹彩付き IOL，人工虹彩は，優れたデバイスではあるが，日本では未承認のためコスト面や倫理委員会の承認，資材の輸入等，敷居は高いのが現状であり，特別な器具を必要としない虹彩縫合は，比較的選択しやすい手技と考える. しかしながら，虹彩縫合の手技はやや煩雑で，対象症例が少ないこともあり，敬遠されがちな傾向もあるかと考える. 本稿では，バリエーションのある虹彩縫合の方法について解説を行う.

虹彩縫合の適応

　虹彩縫合で対応可能な症例は限られており，その選択を誤らないことが重要である.

　まず，虹彩の広範囲の欠損や全欠損については，当然ではあるが適応がない. 小範囲の虹彩欠損，瞳孔散大が良い適応である. また，本稿の趣旨とは異なるが，眼内レンズの強膜内固定，縫着後の虹彩捕獲の予防や小瞳孔に対する虹彩全幅切開後の縫合にも適している.

　注意が必要な症例として，虹彩萎縮が強い例では結紮の際に，虹彩が断裂する可能性がある(図1).

* Mitsutaka SODA，〒227-8518　横浜市青葉区藤が丘 2-1-1　昭和大学藤が丘リハビリテーション病院眼科

表 1. 瞳孔不正の加療方法

瞳孔不正		原　因	適　応
虹彩全欠損，広範囲欠損	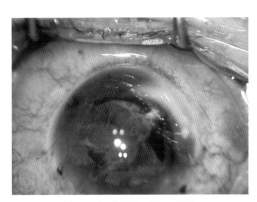	外傷，先天性	虹彩付 CL，虹彩付 IOL，人工虹彩
虹彩部分欠損		外傷，虹彩全幅切開後先天性(coloboma 等)	虹彩付 CL，虹彩縫合，人工虹彩
虹彩離断		外傷	虹彩付 CL，虹彩縫合(縫着)，虹彩付 IOL，人工虹彩
瞳孔散大		外傷，緑内障発作，頭部疾患	虹彩付 CL，虹彩縫合，人工虹彩

図 1. 虹彩萎縮の強い症例

虹彩縫合の実際

　虹彩縫合法にはバリエーションがあり，長針[5]，長弱弯針[6]を使用する方法，極小針[7)8]を使用し，前房内で運針する方法がある．

　本稿では，幅広い症例に対応可能な虹彩縫合の基軸となる長針による縫合を解説する．

　糸の種類は，劣化が少ないプロリンを使用する．特に種類の限定はないが，長針では，マニー社の 10-0 プロリンの両端針や，Alcon 社の PAIR PAK 等，もしくは 9-0 プロリン糸がある．

　虹彩縫合の一連の手順は，①虹彩の伸展，②虹彩の通糸，③結紮法に分けられる．各ステップの手技的なポイントを示す(図2)．

1. 虹彩の伸展(図3)

　外傷，手術損傷等の程度によっては虹彩がよらないケースもあるため，必ず虹彩が伸展するか確認する必要がある．虹彩の伸展の確認が不十分なまま結紮を行うと，虹彩損傷等を起こしてしまう場合がある．なお，虹彩全幅切開後等，虹彩欠損がない場合には省力しても構わない．

　虹彩の伸展の確認は，凝集型眼粘弾性剤で前房形成後，前嚢鑷子等を使用して行う．縫合位置の正しいロケーションにも役立つ．

　この際，虹彩のどの部位を縫合するのか，シミュレーションしながら伸展させ，虹彩捲縮輪等を参考にすると良い．通糸位置はわかりにくくなってしまうため，目印を決めておくと良い．

　伸展する際には，隅角を見ながらゆっくり行い，隅角離断を起こさないように注意する．麻痺性散瞳の瞳孔縫縮では虹彩を中心へ向かって全周伸展する．虹彩を引き，伸展しなくなった位置から，若干力を加える感じで行う．出血する場合は，強すぎるためすぐに止める．この手技を全周行うだけでも，瞳孔は多少縮小する．

2. 長針の通糸

　いくつかのバリエーションがあり，それぞれ紹介する．

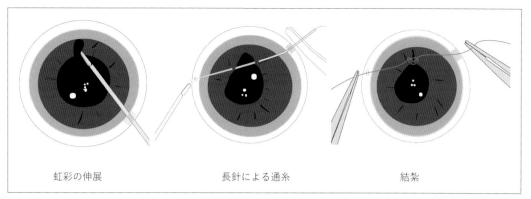

| 虹彩の伸展 | 長針による通糸 | 結紮 |

図 2. 虹彩縫合の手順

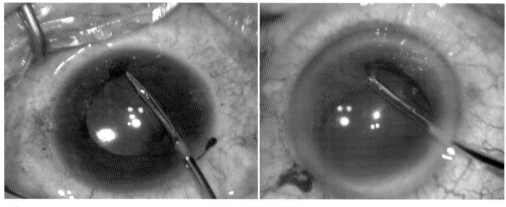

a|b

図 3. 虹彩の伸展

a：虹彩部分欠損．前囊鑷子にて欠損部分が伸展するか確認
b：外傷性散瞳．瞳孔の中心に向かって全周伸展

1）長針のみ使用（図 4）

通糸の延長線上にサイドポートを作製する．直針では，遠位端側の通糸がしやすいように長針の末端側を適時曲げておく．長針をサイドポートより挿入し，まず虹彩近位端を前面面から後面に通糸するが，虹彩は伸展性があるため，前囊鑷子にて通糸予定場所の虹彩付近を把持伸展すると狙い通りの場所へ通糸しやすい．

虹彩遠位端は，虹彩後面から前面に向けて通糸するが，長針をそのまま把持し通糸する場合は，近位端同様に前囊鑷子にて，通糸位置を抑え込みつつ，針先と逆方向へテンションをかけると通糸しやすい．しかし，長針でサイドポートから離れた場所への運針となるため，やや難易度が高い．遠位端を通糸後は，そのまま延長線上の周辺角膜を貫いて針を前房外へ運針する．角膜穿刺は抵抗があるため，鑷子等でカウンターをかける．

この手技は，虹彩遠位端の狙った場所への通糸がやや難しい傾向があり，バイトが不均一になり虹彩の引きつれ等が生じる場合には，下記の迎え針を使用すると精度を高めやすい．

2）迎え針を使用（図 5）

迎え針にて虹彩を通糸し，近位端を通糸した長針を引き抜く方法である．迎え針側の虹彩の針穴が大きくなるデメリットがあるが，強膜内固定用の 30 ゲージ肉薄針を用いると侵襲を最小限にできる[9]．迎え針は角膜輪部を穿刺した後，長針と同様に前囊鑷子を使用して虹彩近位端を穿刺できるため，正確に狙った場所へ通糸できる．その後，対側の虹彩近位端を通糸した長針を迎え針に連結し，前房外へ引き出す．30 ゲージ肉薄針では針を完全にロックできるので，手技が容易となる．針穴は若干大きくはなるが，27 ゲージ針を使用しても同様の手技が行える．長針を引き出す際には，針の末端側で，角膜内皮細胞をこすったりしないように，針の弯曲を意識して引き出すのがポイントである．

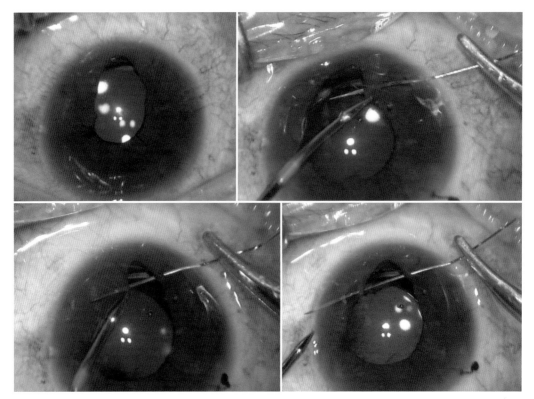

図 4. 長針を用いた虹彩通糸

a：虹彩部分欠損．6 時の IOL エッジが露出

b：サイドポートより，10-0 プロリン糸の長針を挿入し，虹彩近位端に通糸．前嚢鑷子にて通糸部分の手前側を把持伸展すると狙い通りの場所へ通糸しやすい．

c：虹彩の遠位端を裏側から通糸する．長針の針先のコントロールは難しいが，近位端同様に前嚢鑷子で虹彩を把持し，通糸後は，虹彩を上から抑えこむようにして針を進める．

d：通糸後は，延長線上の周辺角膜を直接穿刺するが，抵抗があるため，鑷子等でカウンターをかけるようにする．

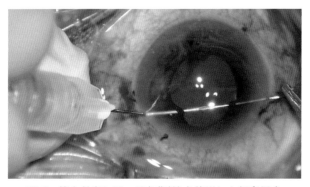

図 5. 迎え針（30 ゲージ肉薄針）を使用した虹彩通糸

3）角膜を直接貫く方法（図 6）

虹彩欠損が少なく，虹彩の伸展が十分に得られている症例や，虹彩全幅切開後に行いやすい方法である．

長針にて虹彩近位端を通糸後，通糸予定の虹彩遠位端の後面を長針の先で押さえながら，そのまま周辺の角膜面まで誘導し，角膜をまな板にして貫く方法である[10]．前嚢鑷子で虹彩を把持しないため，虹彩への侵襲が少なくなることもメリットである．

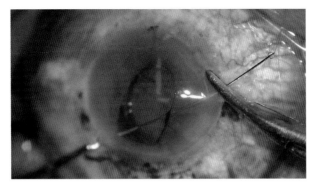

図 6. 角膜をまな板とした虹彩通糸

いずれの方法においても，虹彩伸展時のシミュレーションの位置を参考にして，通糸することが重要である．通糸位置が悪いと結紮の際に虹彩が無理に伸展され，出血することがある．

3．結紮法

結紮法は，角膜サイドポートを使用して眼外の結び目を虹彩上へ移動させる siepser slipknot technique[6]をメインに行っているが，白内障手術等と同時に施行する場合等には，主創口を利用した MaCannel 法[11]のほうが手技が容易になるケースもある．

それぞれの方法について解説する．

1）Siepser slipknot technique（図7）

やや煩雑ではあるが，サイドポートのみで施行でき，結紮位置がどの場所でも比較的施行しやすく汎用性が高い．

角膜を橋渡ししている通糸した糸の中腹をフックや前囊鑷子を用い，サイドポートより引き出すとループができる．ループ内へ引き出した側の糸の終端を2回くぐらせ，両端の糸を引いていくと，結び目が眼内に移動していき，結紮することができる．ループをつかみ鑷子を使用して巻く方法も臨床的には行いやすく，時間短縮になる．同様の操作を2回行うが，虹彩のテンションが少ない場合には，4回の結紮を1回のみ施行する方法もある[12]．

結紮のポイントは，引き出した糸を整理しておき，絡まないようにすることと，結紮時は，虹彩をよく観察して，無理な力がかからないように，糸の両端を引く加減をコントロールすることである．糸を無造作に引くと，伸展性のある虹彩は偏った位置に引き出され，容易に損傷してしまうため注意が必要である．

2）MaCannel 法（図8）

主創口から糸を引き出し，眼外で通常の縫合と同様に結紮できるため，手技がわかりやすいのがメリットである[11]．

糸の主創口からの引き出しは，片方の糸を押さえておかないと，抜けてしまう場合があり注意する．結紮は，片方の糸は前房内の通糸付近へ，もう一方は眼外で引いて結紮するが，創口と縫合場所が近いと，糸の牽引力で結紮した虹彩面は創口側へ移動するため，眼内へ糸を引く操作が簡略化される．一方で，創口から縫合位置が離れている場合は，眼内での糸の引く操作が難しく，結紮部の負担も大きくなるのが欠点である．

縫合は虹彩が欠損しているケースでは，欠損部位に1〜2か所の縫合を行い，麻痺性瞳孔を縫縮する場合は，比較的通糸しやすい6時，12時方向の虹彩縫縮をまず行い，縮瞳効果が少ない場合は随時追加する．虹彩連続縫縮する方法[13]も報告されているが，縫い代が均等でないと，星形になってしまうため，難易度は高いといえる．

瞳孔縫縮の場合，瞳孔径を何 mm 程度に調整するかは議論の分かれるところであるが，山本らは，瞳孔サイズによる高次収差，視力の影響について検証しており，瞳孔サイズが大きいほど高次収差は増加し，4 mm を超えると有意に視力が低下すると報告している[14]．このような概念や，術後の眼底観察への影響等を考慮すると，術後の瞳孔径は約 4 mm 程度を目標にするのが良いかと考えている．

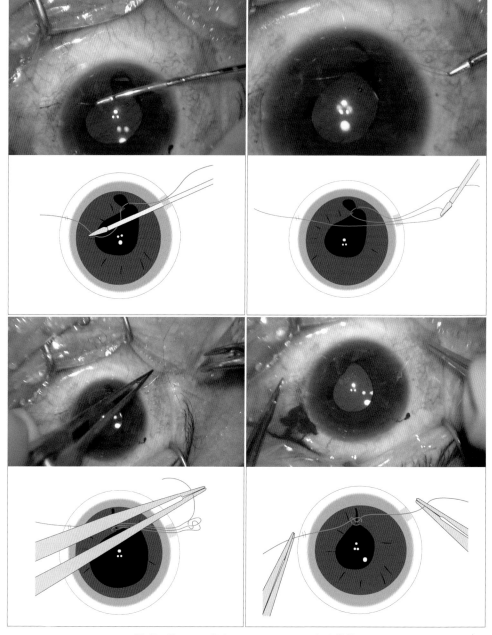

図 7. Siepser slipknot technique による結紮

a	b
c	d

a：サイドポートよりフック，前嚢鑷子を挿入し，橋渡しになっている糸を
　サイドポート側へ引き出す．虹彩に負荷がかかっていないか注意

b：引き出した糸はループとなっているので，絡まないように図のように整
　えておく．

c：ループの中にサイドポート側のプロリン糸の末端を 2 回通す．ループを
　鑷子で巻き付ける方法も良い．

d：糸の両端を引くと，結び目が虹彩上へ移動する．結紮の際には，虹彩に
　不均等な力がかからないように，糸の引き加減や把持する位置を調整する．

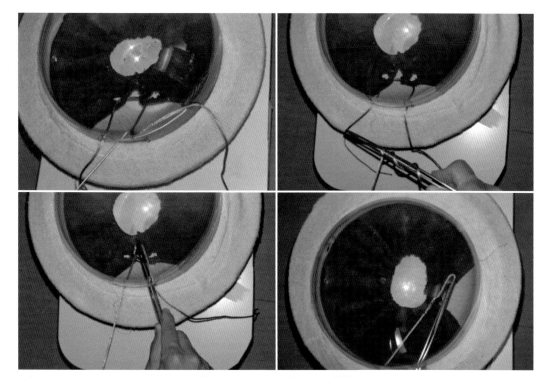

a | b
c | d

図 8. MaCannel 法による結紮

　　　a：McCannel 法．主創口からフック等で糸の両端を引き出す．
　　　b：眼外で通常の結紮と同様に糸を鑷子に巻きつける．
　　　c：片方の糸は鑷子にて前房内へ，もう一方の糸は眼外で引いて結紮する．
　　　d：主創口と結紮部位が離れていると，眼内で糸を引くのが難しくなる．

合併症

　当院における多数症例の検討では，術中合併症としては，虹彩牽引による前房出血，隅角離断等を生じていた．術中に前房内を洗浄し，術後はステロイド点眼等の消炎を行えば，自然消退する場合が大半であった．低率ではあるが，黄斑浮腫を生じる場合もあり，そのようなケースではステロイドのテノン嚢下注射にて消退した．基礎疾患に術後黄斑浮腫を生じる恐れがある場合は，術中にステロイドの注射を併用するのも有効であろう．長期的な検証においても慢性炎症や縫合離開等は生じておらず，適応症例には積極的に行って良い手技であると考える．

文　献

1) 藤本恭平，金井清和，戸倉敬雄：虹彩付きコンタクトレンズの処方症例の検討．日コレ誌，**28**：216-218，1986.

2) Sundmacher R, Reinhard T, Althaus C：Black-diaphragm intraocular lens for correction of aniridia. Ophthalmic Surg, **25**：180-185, 1994.

3) 徳田芳浩，土田　覚，井上治郎ほか：虹彩欠損を伴う白内障例に対する水晶体嚢内固定式人工虹彩の移植．臨眼，**52**：1671-1675，1998.

4) 福原葉子，松本　直，岡島行伸ほか：先天性無虹彩症に人工虹彩および眼内レンズ挿入した1例．眼科手術，**28**：433-436，2015.
   Summary　Double element 型の人工虹彩を使用した貴重な症例報告．

5) Alpar JJ：Use of the Ethicon 1713 suture for McCannel suturing. J Am Intraocul Implant Soc, **11**：296-298, 1985.

6) Siepser SB：The closed chamber slipping suture technique for iris repair. Ann Ophthalmol, **26**：71-72, 1994.
   Summary　虹彩縫合の結紮を，サイドポートのみで眼外で行い，結び目を眼内へ誘導する方法を考案された画期的な論文．

7) 薄井隆宏，谷口重雄，杉山奈津子ほか：眼内虹彩縫合による瞳孔形成のための1.5mm弱彎針と持

針器の試作. IOL & RS, **25**：406-409, 2011.
Summary 極小針を使用した眼内縫合法の詳細
について解説.

8）設楽恭子, 新井ゆりあ, 徳田芳浩：12-0 ナイロン
付き極小縫合針による虹彩縫合. IOL & RS, **29**：
552-555, 2015.

9）早田光孝：瞳孔形成 虹彩縫合について. IOL &
RS, **31**：406-409, 2017.

10）徳田芳浩：白内障・屈折手術の論点 小瞳孔例の
白内障手術の論点. IOL & RS, **25**：51-53, 2011.

11）MaCannel MA：A retrievable suture idea for
anterior uveal problems. Ophthalmic Surg, **7**：
98-103, 1976.

12）Narang P, Agarwal A：Single-Pass Four-Throw
Pupilloplasty Knot Mechanics. J Refract Surg,
35：207-208, 2019.

13）Ogawa GS：The iris cerclage suture for perma-
nent mydriasis：a running suture technique.
Ophthalmic Surg Lasers, **29**：1001-1009, 1998.

14）山本真也, 魚里 博, 川守田拓志ほか：瞳孔サイ
ズが高次収差と視力に及ぼす影響. あたらしい眼
科, **27**：1473-1477, 2010.

Monthly Book OCULISTA
創刊 5 周年記念書籍

好評書籍

すぐに役立つ
眼科日常診療のポイント
―私はこうしている―

■編集　大橋裕一(愛媛大学学長)／村上　晶(順天堂大学眼科教授)／高橋　浩(日本医科大学眼科教授)

日常診療ですぐに使える！
診療の際にぜひそばに置いておきたい一書です！

眼科疾患の治療に留まらず、基本の検査機器の使い方から
よくある疾患、手こずる疾患などを豊富な図写真とともに
詳述！患者さんへのインフォームドコンセントの具体例を
多数掲載！

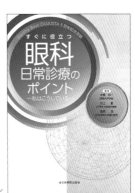

■2018 年 10 月発売　オールカラー　B5 判
300 頁　定価10,450 円(本体 9,500 円＋税)
※Monthly Book OCULISTA の定期購読には含まれておりません

Contents

全日本病院出版会　〒113-0033 東京都文京区本郷 3-16-4　Tel:03-5689-5989
www.zenniti.com　Fax:03-5689-8030

MB OCULI. No. 102 : 70 − 76, 2021

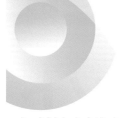

特集／水晶体脱臼・偏位と虹彩欠損トラブル

虹彩欠損トラブル②
―人工虹彩―

渡辺義浩[*1]　小早川信一郎[*2]

Key Words : 人工虹彩(artificial iris)，虹彩付き眼内レンズ(aniridia intraocular lens)，虹彩欠損(iris defect)，無虹彩症(aniridia)

Abstract : 広範囲な虹彩欠損を含む無虹彩症に対して，近年我が国ならびに欧米では虹彩付き眼内レンズ(intraocular lens : IOL)挿入術や人工虹彩移植術が行われている．
　本稿では自験例の提示とともに最近の人工虹彩の成績や合併症等について述べる．

無虹彩症とは

　無虹彩症(広範囲な虹彩欠損を含む)は先天性と後天性に大別されると考えられる．先天無虹彩症は，5〜10万人に1人の頻度で起こる稀な疾患で，性差はなく60〜90%は両眼性である(図1)．PAX6遺伝子の変異が関係しており，全体の2/3は常染色体優性遺伝，1/3は散発性に発症し，無虹彩の他にも種々の合併症(黄斑低形成・緑内障・白内障・角膜混濁・視神経低形成・斜視・小眼球症・眼球振盪症等)が起こることがあり視力予後は一般に不良である．眼外合併症として脳梁欠損，てんかん，高次脳機能障害，無嗅覚症，糖尿病等が知られており，無虹彩症を合併することが知られている11p13欠失症候群においては，Wilms腫瘍を合併する場合がある．これらの診療については他科専門医との連携が重要である[1]．日本眼科学会による難治性疾患症例数全国調査(2011年)によると，2011年に大学病院等の基幹施設を受診した先天無虹彩症(完全欠損あるいは部分欠損)の症例数は382例であった[2]．本邦では無虹彩症は2017年に難病法の定める指定難病となった．対象患者が指定難病と診断され，重症度分類に照らしてⅢ度以上であると診断されると医療費助成の対象となり，医療費の自己負担上限額が所得に応じて設定される．このように本疾患は，社会的見地からも極めて重要な眼疾患である[1]．

　後天性無虹彩(広範囲な虹彩欠損)は，症例数等，詳細な報告はみられないが，そのほとんどが外傷による広範囲の強角膜裂傷から眼球内容の脱出が生じた症例であると予測され，筆者らが経験した症例はすべて水晶体脱出を伴った無水晶体眼であった(図2)．

無虹彩症の症例数

　前述した難治性疾患症例数全国調査によると，日本眼科学会は全体の70%程度を把握したと予測しているため，実際の先天無虹彩症の症例数は，約600例／年と考えられる．次に後天性無虹彩に関しては，我々二次および三次救急を標榜する大学病院において虹彩が全脱出する程度の眼球破裂の症例は，約2年に一度程度遭遇する．内眼手術(白内障，硝子体，緑内障手術等)との症例数

[*1] Norihiro WATANABE, 〒211-8533　川崎市中原区小杉町1-396　日本医科大学武蔵小杉病院眼科，助教
[*2] Shinichiro KOBAYAKAWA, 同，病院教授

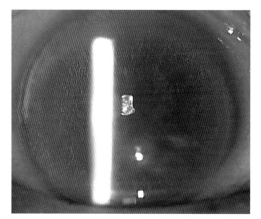

図 1. 先天無虹彩症（有水晶体眼）

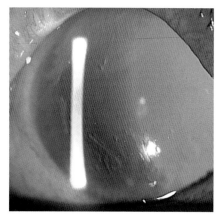

図 2. 外傷による無虹彩症（無水晶体眼）

対比を約2,500〜3,000例に1例とすると我が国全体の白内障手術の総数は約160万件／年であるから，我が国全体で約500例／年と予測する．先天性と後天性を合計すると約1,100例／年となり，半数が治療対象になった場合，全国で年間約600例／年程度の潜在症例があると考えられる．現在，白内障術後眼内炎の発生頻度は1/3,000〜1/5,000であるから，全国で300〜500例／年の発症がある．よって，先天無虹彩症および後天性無虹彩の治療対象症例は白内障術後眼内炎の症例数と同等以上と考えられ，決して少なくはない．

無虹彩症の治療

先天無虹彩症に対し過去には虹彩付きコンタクトレンズが処方されたが，無虹彩症の角膜は瘢痕化し不透明となり，無虹彩角膜症や角膜パンヌスの状態に移行したため近年推奨されていない．

後天性無虹彩（広範囲な虹彩欠損を含む）に関しては，角膜裂傷を伴う場合，角膜不正乱視によりコンタクトの使用に困難を伴うこと，さらに無水晶体眼の症例がほとんどであり，強度の遠視や不同視から視機能が期待できないと判断され，経過観察となる症例が多かった．近年，我が国ならびに欧米では，無虹彩症に対し虹彩付き眼内レンズ（intraocular lens：IOL）（図3）挿入術や人工虹彩移植術が行われている[3]〜[11]．人工虹彩の利点は，グレアや羞明感の改善，美容的効果，IOL外側の光がdefocusされることの予防，IOL外側の光が直接網膜に入ることの予防であり，視機能および自覚症状の改善が期待できる．先天無虹彩の水晶

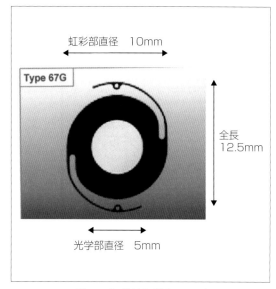

虹彩部直径　10mm

Type 67G

全長
12.5mm

光学部直径　5mm

図 3. 虹彩付き眼内レンズ

体嚢は通常よりも薄く脆弱であるとされるので手術に際し注意が必要である[11]．

人工虹彩の種類

有水晶体眼の先天無虹彩や水晶体嚢を有する広範囲な虹彩欠損例に使用される人工虹彩は，現在HumanOptics社，Ophtec社（Reper社），Morcher社（現在輸出中止）の3社より市販されている．

過去にはOphtec社の自社製品である分節型人工虹彩が市販されていたが，Ophtec社は自社製品を中止し市販されていない．

筆者らは人工虹彩の種類を，固定方法により嚢内固定型と縫着型，形状により分節型と全周型，また光学部を有した虹彩付きIOLと分類してき

表 1.

Ophtec 社は自社製品を中止. Morcher 社は輸出中止となっている.

	Morcher（Aniridia implants）	Ophtec（IPS）
	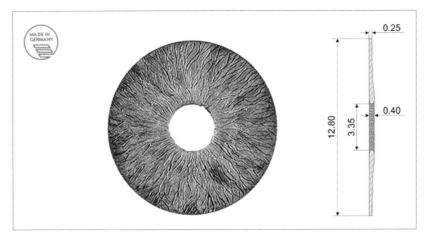	
タイプ	Rigid	Rigid
切開サイズ	部分欠損タイプ（囊内固定専用）で 3.5 mm 以上	5〜6 mm
色	黒	青, 茶, 緑
特記すべきこと	部分欠損用で, チン小帯断裂が進行すると修正が難しい（テンションリングタイプのため）	2 枚必要

図 4. HumanOptics 社の CustomFlex Artificial Iris①

（HumanOptics 社 HP より）

表 2. 現在輸入可能な 2 社製品の比較

	Custom Flex	Iris Prosthesis
全 径	12.8 mm	C：13.5 mm/F：10 mm
瞳孔（光学）径	3.35 mm	3.5 mm
素 材	シリコーンエラストマー	疎水性アクリル
挿入可能切開創	2.75 mm	3.5 mm
値 段	約 40 万円	約 23 万円

たが, Ophtec 社（Reper 社）の Iris Prosthesis の登場により人工虹彩の種類が多様化している.

Morcher 社の分節型人工虹彩の素材は BLACK PEMA である. 3〜5 mm の切開から挿入可能であるが, 必ず 2 枚必要, 挿入にコツがある, 厚みがある, IOL と合計 3 枚囊内に固定されるため長期のチン小帯への負担が懸念される. 前述の通り現在は輸出中止となっているため使用できない（表 1）.

HumanOptics 社の CustomFlex Artificial Iris は縫合の可否で 2 タイプの製品がある（図 4, 表 2）. 素材はシリコーンエラストマーであり, インジェクターにより 2.75 mm の切開から挿入可能である. IOL・capsular tenshion ring とともに CustomFlex を囊内固定, IOL は囊内に固定し

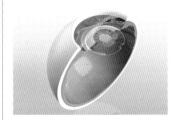 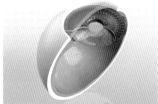 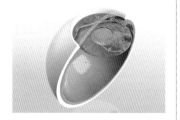

CUSTOM*FLEX®* ARTIFICIAL*IRIS*, IOL and capsular tension ring placed in capsular bag

CUSTOM*FLEX®* ARTIFICIAL*IRIS* placed in sulcus, IOL placed in the capsular bag

IOL fixed to the CUSTOM*FLEX®* ARTIFICIAL*IRIS*, implantation in the sulcus

図 5. Humanoptics 社の CustomFlex Artificial Iris②

（HumanOptics 社 HP より）

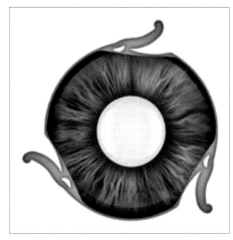

図 6. Ophtec 社（Reper 社）の Iris Pros-
thesis①

（Ophtec 社 HP より）

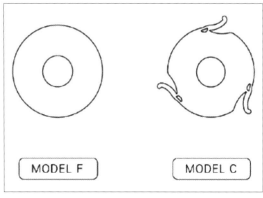

図 7. Ophtec 社（Reper 社）の Iris Prosthesis②

（Ophtec 社 HP より）

CustomFlex を毛様溝固定，IOL を CustomFlex に縫合し毛様溝固定といったさまざまな固定方法が可能である（図 5）．デザインは患者個々の写真に基づいて作製される．

　Ophtec 社（Reper 社）の Iris Prosthesis は固定方法により 2 タイプの製品があり，いずれのタイプも +0～+40 D までの 0.5 D ステップで光学補正が可能である（図 6，7，表 2）．素材は疎水性アクリルでインジェクターにより 3.5 mm の切開から挿入可能である．虹彩の色調は 300 種類用意されており，さらに変更も可能である．

　いずれも本邦では未承認であるが，2018 年に HumanOptics 社の CustomFlex Artificial Iris が米国食品医薬品局（FDA）に承認された．

人工虹彩の成績

　筆者らが経験した 2 症例を提示する[12]．

1．症例1：先天無虹彩症の症例に嚢内固定用分節型人工虹彩を使用した症例

症　例：72 歳，男性．

主　訴：視力低下．

現病歴：近医にて両先天無虹彩症，白内障につき点眼加療にて経過観察されていた．白内障進行に伴い視力低下が著しくなったため，手術加療目的に紹介受診．

既往歴：両先天無虹彩症．弱視治療歴なし，眼振なし，羞明による顔貌変化あり．

初診時所見：

視　力：右眼0.07(0.15× −5.00 D cyl−1.25 D Ax165°)．左眼 0.3(0.6×sph −2.50 D cyl−0.75

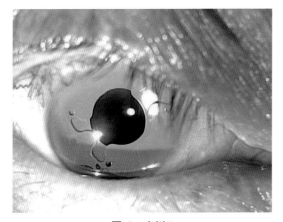

図 8. 症例 1

D Ax75) (D：diopter，cyl：cylindrical lens，Ax：axis，sph：spherical lens).

眼　圧：右眼 17 mmHg，左眼 18 mmHg．眼振なし．

前眼部：右白内障 Emery Little 分類Ⅳ．左 Emery Little 分類Ⅲ．角膜上皮障害は認めなかった．

眼　底：白内障にて診察困難．明らかな黄斑低形成，脈絡膜欠損なく，超音波画像にて明らかな網膜剝離等の眼底疾患は認めなかった．Electroretinogram（ERG）正常．白内障にて視力低下するまでは弱視を指摘された経験なし．倫理委員会の承認を得て手術を計画した．

手術方法：麻酔は点眼麻酔のみ．2.8 mm 強角膜切開，トリパンブルー®にて前囊染色し，continuous curvilinear capsulorhexis（CCC）を施行．前囊は薄い印象であったが脆弱ではなかった．超音波乳化吸引術および capsular tension ring（CTR）を挿入後，12時の切開創から IOL（ZCB00VR，Abbott 社）を挿入．切開創を 5 mm へ拡大し IPSR（double clements，Ophtec 社）を 2 枚囊内へ挿入し，ダイアリングにて瞳孔を形成した．1針縫合して手術終了．囊破損やチン小帯断裂等の合併症はなかった．

術後経過：術後1週間，視力：右眼 0.3（0.8×－2.00 D cyl－0.50 D Ax70°），左眼 0.7（矯正不能）．

術後1か月，視力：右眼 0.5（0.8×sph－2.00 D cyl－0.50 D Ax 70°），左眼 0.8（矯正不能）．

術後7か月，矯正視力は右眼 1.2，左眼 1.0 に

改善した．角膜内皮細胞数の顕著な減少はなく，術後の惹起乱視は右眼 0.55 D，左眼 0.20 D であった．眼圧上昇は認めず，IOL 偏位や水晶体振盪等の合併症もない（図8）．自覚的に羞明感が減少，術前にみられた羞明による顔貌変化も消失したため，整容面でも非常に高い満足度が得られた．

2．症例2：外傷による後天性無虹彩に虹彩付き眼内レンズを使用した症例

症　例：34歳，男性．

主　訴：左眼痛および視力低下．

現病歴：建設現場で作業中，倒れてきた鉄柱が装用中の保護眼鏡を直撃，破損した眼鏡レンズの破片により左眼を受傷，同日受診となる．

全身および眼科既往歴：特記すべきことなし．

初診時所見：

視　力：右眼 0.7（1.2×S－2.00 D），左眼光覚（＋）であり，眼圧は右 12 mmHg，左は測定不能であった．

前眼部および眼瞼所見：7〜11時の強角膜が約 11 mm の長さに裂傷を認め，同部から硝子体および虹彩脱出を認めた．前房内は出血のため虹彩の一部しか確認できず，水晶体は確認できなかった．下眼瞼内側には涙小管断裂を伴う約 5 mm の皮膚の裂傷を認めた．

眼底所見：詳細不明．

Computerized tomography（以下，CT）所見：同日施行した CT にて眼鏡レンズの破片を認めた．また，眼球内容脱出による虚脱，眼球の縮小化が認められた．

経　過：同日，テノン囊下麻酔（結膜内麻酔薬注入）にて硝子体切除術（シリコーンオイル注入，周辺部網膜光凝固術含む），強角膜縫合術，NSチューブ留置を含む涙小管再建術を施行した．前房出血にて確認できなかった虹彩は 8〜11時までの周辺虹彩のみ残存が認められた．水晶体はなかった．硝子体中に眼鏡レンズの破片はなく，網膜には裂孔や網膜剝離等を認めず正常であった．硝子体手術は意図的後部硝子体剝離を後極より赤道部付近まで作製し，赤道部からやや周辺網膜の

部位に光凝固を2〜3列施行，シリコーンオイルを約3.5 ml注入し無水晶体眼にて終了した．術後7日目頃より眼底観察が可能であり，網膜剥離等の術後合併症は発症しなかった．外来経過観察中に著変を認めなかったため，初回手術より76日後にシリコーンオイルを抜去した．抜去後，左眼視力は(0.08×S＋10.00 D)であり，＋13.00 Dのハードコンタクトレンズ(hard contact lens：HCL)を装用し円孔板を用いて0.3が得られた．しかし，HCLは疼痛のため装用困難であり，さらに羞明感を強く訴えた．そこで，虹彩付きIOLの説明を行ったところ，本人の同意が得られたため，初回手術133日，後虹彩付きIOL縫着術を施行した．インフォームドコンセントは，①羞明感は外傷による虹彩の広範囲な欠損が第一に考えられること，②無水晶体眼のため，IOL等の矯正手段を用いない限り裸眼視力の向上は得られない，③水晶体の支持組織および虹彩欠損のため，IOLの固定は毛様体に縫着する以外手段がない，④IOL縫着術施行後，網膜剥離や硝子体出血等の術後合併症が発生する可能性があること等を説明した．さらに倫理委員会の承認を得て手術を計画した．使用予定の虹彩付きIOLはMorcher社製IOL Type 67Gとした．IOLの屈折度数は眼軸長ならびに角膜曲率半径が計測不能のため右眼の数値を参考に決定した．

手術方法：

①角膜輪部から3.5 mm後方の強膜部にインフュージョンポートを作製し，術中眼内灌流を持続した．

②12時部の結膜を切開，角膜輪部よりおよそ2 mm後方の強膜部に約11 mmの直線の切開創を作製した．

③角膜輪部からおよそ2 mm後方の2時半ならびに8時半の強膜部に眼球外側から10-0プロリン糸(PROLENE1713)を2本通糸，前房内から通糸したプロリン糸を引き出して眼外にてIOL支持部のアイレットに縫着した．

④虹彩付きIOLを眼内に挿入，2時半と8時半

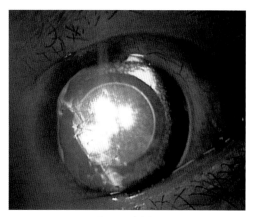

図 9．症例2

の強膜部のプロリン糸をそれぞれ結紮しIOLを固定した．

⑤虹彩付きIOL挿入のための強角膜創，結膜切開創，インフュージョンポートを縫合し，手術終了とした．

終了時，残存虹彩とIOL外周部は隙間なく遮蔽された．初回手術より161日後，虹彩付きIOL縫着術施行より29日後，視力は0.04(0.15×S＋8.00DDC－5.00 D Ax145°)であり，羞明感の軽減が得られ自覚的にも視機能の改善が得られた(図9)．

上記の2症例で用いた人工虹彩，虹彩付きIOLは前述の通り現在国内で使用はできないが，先天無虹彩症，後天性無虹彩に対する人工虹彩の使用の有効性は大きい．

本邦では人工虹彩を使用した多数症例の報告はみられないが，海外では，HumanOptics社のCustomFlex Artificial Irisを32眼に用いた報告があり，それにおいては視力の有意な改善はみられないものの，グレアやコントラスト感度の有意な改善が認められたとされる[13]．また機能面のみならず，整容面においても患者満足度が高くQOL改善につながるとの報告もある[14]．

Ophtec社が代理を務めるReper社のIris Prosthesisについては，MODEL Cを用いた1症例のみ報告がある[15]．これまでの縫着用人工虹彩付きIOLは折り畳み式ではなく直径が9.0〜10.0 mm，全長が12.5〜13.5 mmであるため，大きな切開をする必要があり惹起乱視が大きくなり，また色

のカスタマイズができなかった．Iris Prosthesis（Reper 社）は折り畳み式である．色のカスタマイズができる等，これまでの人工虹彩付き IOL よりも格段に進歩している．報告では視力と整容面の改善が認められている[15]．

人工虹彩の注意点・合併症

瞳孔径が固定されるため，眼底疾患を有する患者には注意が必要である．

虹彩付き IOL の合併症として炎症の遷延化，眼圧上昇，黄斑浮腫等が報告されている[3)16]．人工虹彩の合併症としては色素散布による緑内障，再発性の出血，慢性炎症の報告がある[17]．近年，患者の長期経過観察によって人工虹彩と残存虹彩との摩擦によって残存虹彩が萎縮する残存虹彩収縮症候群（RITS）が報告されている[17]．RITS は人工虹彩を強膜に縫着せずに毛様溝固定した場合にリスクが高くなる[17]．

終わりに

人工虹彩は無虹彩症に対して有用な治療であるが，今後さらなる長期成績や新しいコンセプトを持った人工虹彩の開発等，さらなる検討が望まれる．

文　献

1) 大家義則，川崎　諭，西田　希ほか：無虹彩症の診断基準および重症度分類．日眼会誌，**124**(2)：83-88，2020．
2) 吉村長久，東　範行，杉山和久ほか：難治性疾患の症例数の全国調査．日眼会誌，**118**：134-136，2014．
3) Thompson CG, Fawzy K, Bryce IG, et al：Implantation of a black diaphragm intraocular lens for traumatic aniridia. J Cataract Refract Surg, **25**：808-813, 1999.
4) Rana M, Savant V, Prydal JI：A new customized artificial iris diaphragm for treatment of traumatic aniridia. Cont Lens Anterior Eye, **36**：93-94, 2013.
5) Lockington D, Ali NQ, Al-Taie R, et al：Outcomes of scleralsutured conventional and aniridia intraocular lens implantaion performed in a university hospital setting. Cataract Refract Surg, **40**：609-617, 2014.
6) 西村雅史，三村　治，鈴木克彦ほか：両眼に虹彩付き眼内レンズ挿入術を施行した先天無虹彩症の 1 例．眼科臨床医報，**96**：155-160，2002．
7) 長岡朋子，小早川信一郎，有村夏来ほか：虹彩付き眼内レンズを縫着した穿孔性眼外傷による無水晶体，広範囲虹彩欠損の 1 例．IOL & RS，**24**：298-303，2010．
8) 山下和哉，鳥居秀成，根岸一乃ほか：外傷性散瞳を伴う水晶体亜脱臼に対し，虹彩付き眼内レンズを縫着した 1 例．IOL & RS，**26**：448-452, 2012．
9) 福原葉子，松本　直，小早川信一郎ほか：先天性無虹彩症に人工虹彩および眼内レンズ挿入した 1 例．眼科手術，**28**：433-436，2015．
10) 浅野泰彦，西村栄一，早田光孝ほか：連結型ループ針を用いた虹彩付き眼内レンズ縫着術．眼科手術，**29**：139-144，2016．
11) 德田芳浩：先天異常眼の白内障手術．IOL & RS，**30**：344-346，2016．
    Summary　先天性無虹彩症に対する白内障手術の対策や留意点について述べられている．
12) 小早川信一郎：無虹彩症，広範囲虹彩欠損へのアプローチ．IOL & RS，**31**(2)：1-6, 2017．
13) Mayer CS, Reznicek L, Hoffmann AE：Pupillary Reconstruction and Outcome after Artificial Iris Implantation. Ophthalmology, **123**(5)：1011-1018, 2016.
14) Yildirim TM, Khoramnia R, Masyk M, et al：Aesthetics of iris reconstruction with a custom made artificial iris prosthesis. PLoS One, **15**：e0237616, 2020.
15) Frisina R, De Biasi CS, Londei D, et al：A new intraocular lens with artificial iris for treating a case of iris extrusion secondary to traumatic opening of a radial keratotomy. Eur J Ophthalmol, 1120672120402-35, 2020.
16) Tanzer DJ, Smith RE：Black iris-diaphragm intraocular lens for aniridia and aphakia. J Cataract Refract Surg, **25**：1548-1551, 1999.
17) Mayer CS, Laubichler AE, Masyk M, et al：Residual Iris Retraction Syndrome After Artificial Iris Implantation. Am J Ophthalmol, **199**：159-166, 2019.
    Summary　人工虹彩の長期経過観察の合併症について述べられている．

全日本病院出版会のホームページに
"きっとみつかる特集コーナー"ができました!!

☺学会売上好評書籍のご案内や関連特集本コーナーで欲しい書籍が見つかりやすくなりました。
☺定期雑誌の最新号や、新刊書籍の情報をすばやくお届けします。
☺検索キーワードの入力でお探しの本がカンタンに見つかる、便利な「検索機能」付きです。
☺雑誌・書籍の目次、各論文のキーポイントも閲覧できます。

click

| 全日本病院出版会 | 検索 |

zenniti.com

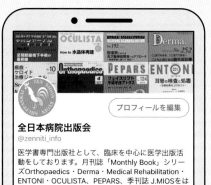

全日本病院出版会　公式 twitter 始めました！

弊社の書籍・雑誌の新刊情報、好評書のご案内を中心に、タイムリーな情報を発信いたします！
全日本病院出版会公式アカウント (**@zenniti_info**) をぜひご覧ください！

 全日本病院出版会　〒113-0033 東京都文京区本郷 3-16-4　Tel:03-5689-5989
www.zenniti.com　　　　　　　　　　　　　　　　　　Fax:03-5689-8030

MB OCULI. No. 102：78-83, 2021

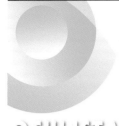

特集／水晶体脱臼・偏位と虹彩欠損トラブル

虹彩欠損を伴う白内障手術

OCULISTA

徳田芳浩*

Key Words： 虹彩欠損(iris defect)，人工虹彩リング(artificial iris ring)，外傷性白内障(traumatic cataract)，水晶体囊縫着リング(capsular fixation ring)

Abstract： さまざまな理由による虹彩欠損例に対して，白内障手術と同時であれば水晶体囊内に挿入できる人工虹彩リングを導入することで虹彩欠損部の遮光を行うことが可能である．人工虹彩リングは眼内レンズとほぼ同様に，水晶体囊内で安定した予後を提供することが可能であり，欠損部位の範囲に応じて該当する虹彩リングを選択することができる．

しかし一方，先天性の虹彩欠損例でも後天性の虹彩欠損例でも，虹彩欠損のみが問題点となることはむしろ稀である．多くの症例はチン小帯脆弱や断裂を伴っており，それに適切に対応することのほうが難症例の白内障手術となる．

したがって，長期にわたって良好な予後を保つためには水晶体囊縫着リングの予防的挿入や，同リングによる水晶体囊の縫着固定の同時手術が必要となる場合が多い．

はじめに

虹彩欠損に対する非観血的治療としては遮光眼鏡や虹彩付きコンタクトレンズの装用，観血的方法論としては，角膜入墨法や虹彩縫合(瞳孔形成を含む)等がある．その他のオプションとして，健全な水晶体囊が利用できる場合，白内障手術時に眼内レンズ挿入と同時に，水晶体囊に挿入して遮光効果を有する人工虹彩リング(以下，虹彩リング)がある．

虹彩リングの紹介

筆者が採用している虹彩リングはドイツのモルシャー社製のもので，通常の水晶体囊拡張リングにプレートを取り付け遮光を目的として黒く着色されている(図1〜10)．医療材料として本邦の認可を得てはいないが，ヨーロッパのCE規格に基づく色素溶出試験をクリアしている．また，素材はIOLの素材の1つと同じPMMA製である．

色は黒しか選択できないが，日本人の眼に使用する限り問題となったことはない．大きく分けて90°，180°，360°(図1〜10)の3種類があり，水晶体囊と連続前囊切開窓が保たれていれば，ほぼすべての症例に囊内固定して対応できる．ただし，180°の虹彩リング(図5)は日本人の眼に対してかなり大きく取り扱いが非常に大変なので，基本的には使用していない．必要なら90°のものを2枚使用するか，360°の適応とする．360°の全周虹彩リングは2枚一組で使用し，櫛の歯状についている遮光プレートを交互に配置して正円瞳孔を作成する(図9，10)．

筆者には経験がないが，180°のもの(図5)には複数のアイレットがあり，強膜縫着固定ができるという情報がメーカーから寄せられている．2枚使えば全周カバーも可能と考える．

* Yoshihiro TOKUDA, 〒101-0062 東京都千代田区神田駿河台4-3 井上眼科病院，副院長

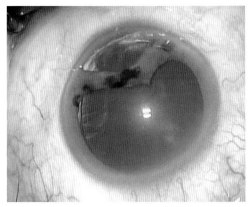

図 1. 症例1：外傷性虹彩根部離断
5時部を中心に，90°以内の虹彩根部離断を
認める．

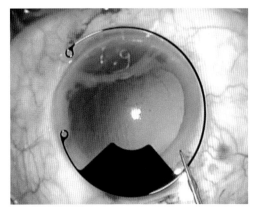

図 2. 症例1：90°虹彩リング
角膜上に置かれた部分虹彩リング

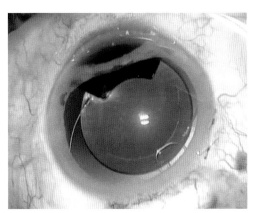

図 3. 症例1：隅角離断部位の水晶体嚢内に
挿入された90°虹彩リング

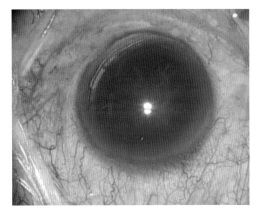

図 4. 症例2：180°の外傷性麻痺性散瞳
外傷で5～11時ぐらいまでの不可逆性散瞳

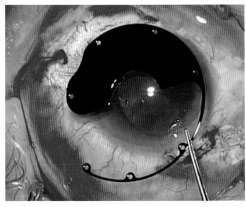

図 5. 症例2：180°虹彩リング
虹彩プレートに4個，リング部位に3個の
アイレットがあり，強膜縫着も可能

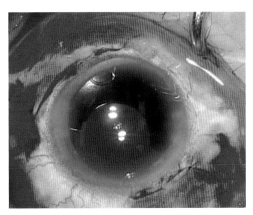

図 6. 症例2：90°の麻痺性散瞳
不可逆性散瞳部位に挿入された180°の虹彩
リング

人工虹彩の適応

非外傷性の虹彩欠損例としては，先天性ブドウ膜欠損，先天性無虹彩症，緑内障手術を含む内眼手術による比較的大きな欠損等があるが，このうち先天性無虹彩症に関しては適応が難しい．実際

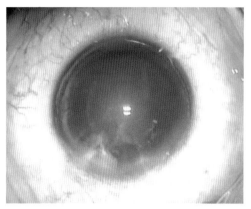

図 7. 症例 3：外傷性無虹彩症
交通外傷による虹彩の完全消失

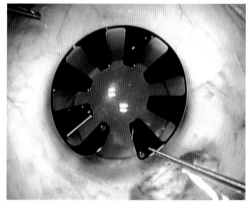

図 8. 症例 3：360°虹彩リング
櫛の歯状に 8 個の遮光プレートをつけた
虹彩リング

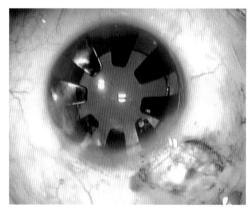

図 9. 症例 3：外傷性無虹彩症
1 枚の 360°虹彩リングを，水晶体嚢内に挿入
したところ

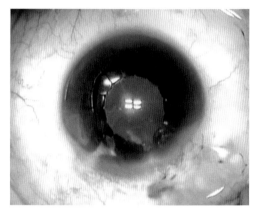

図 10. 症例 3：外傷性無虹彩症
2 枚目の 360°虹彩リングを挿入して 2 つを
交互に配置したところ．瞳孔直径は 4.0 mm

に手術を経験した術者であればすぐに理解できると思うが，先天性無虹彩症の水晶体前嚢は非常に薄くて脆弱であり，虹彩リングの挿入に耐えられない場合が多い．筆者も，虹彩リング挿入中に連続前嚢切開縁が切れたことが 2 回あり，それ以降は適応としていない．

外傷性の虹彩欠損は，外傷の程度に応じて部分から全周までバリエーションが非常に大きく，また，虹彩組織の状態も部分損傷，前／後癒着，瞳孔偏位，根部離断から完全消失まで多岐にわたり，手術計画に苦慮することもある．

外傷性／非外傷性にかかわらず，虹彩リングを必要とする白内障例には大きな問題点がある．それは，チン小帯脆弱を伴う場合が少なくなく，そ

の対応も同時に行う必要がある点である．すべて各論になるので，さまざまな症例とその対応を紹介する．

1．先天性ブドウ膜欠損症

6 時部位の虹彩欠損を伴う先天異常で，90°虹彩リングの良い適応である(図 11)．ただし，ブドウ膜欠損例は小眼球やチン小帯脆弱等を伴っている場合が多く，白内障手術そのものが難症例である．加えて，ブドウ膜欠損が後極，黄斑部にまで及んでいる場合の視力予後は極めて不良であり，虹彩リングを使用する意義は乏しい．必要に応じて水晶体嚢縫着リングによる嚢の固定(図 12)[1]や，視力予後が良好な例に限って単眼性複視予防のために使用する程度にとどめる．

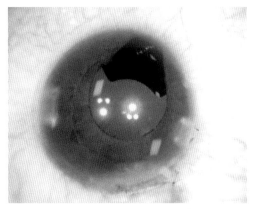

図 11. ブドウ膜欠損例と 90° 虹彩リング
6 時 30 分部位に虹彩欠損を有するブドウ膜
欠損例. 欠損部位が虹彩プレートで裏打ち
されているのがわかる.

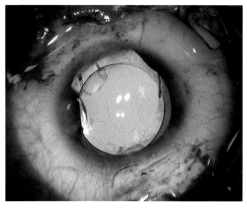

図 12. ブドウ膜欠損例と水晶体嚢縫着リング
5 時部位に虹彩欠損とチン小帯欠損. 欠損部
位に一致させて水晶体嚢縫着リングで水晶
体嚢を強膜縫着固定した. この後, 90° 虹彩
リングを同部位に挿入

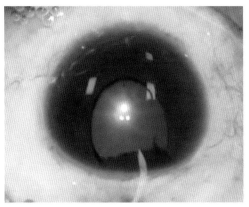

図 13. 医原性部分虹彩欠損と瞳孔偏位（術前）
周辺虹彩切除を試みたが, 同部位の虹彩脱
出で瞳孔の上方偏位になったと推定される.

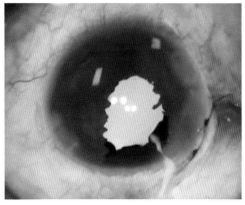

図 14. 医原性部分虹彩欠損と瞳孔偏位（術後）
360° 虹彩リング挿入＋瞳孔括約筋切開
（複数）による瞳孔形成

2. 内眼手術による虹彩欠損, 瞳孔偏位

手術創に虹彩が嵌頓, 瞳孔も同方向に偏位して
いる例が多い. 偏位そのものを矯正することは困
難なので, 全周虹彩リングを挿入して瞳孔拡張を
行うか（図13, 14）, 0.5％アトロピン点眼を 2〜3
回／週に点眼（自覚に任せる）する方法もある.

3. 外傷性虹彩欠損

虹彩の損傷に加えて, 外傷性白内障やチン小帯
断裂／脆弱を伴っていることを前提に手術計画を
考える. また, 外傷は比較的若い人に多い傾向が
あり, 手術年齢と生命予後を考慮すると, 軽度の
チン小帯脆弱であっても水晶体嚢の縫着固定[1]を
行っておくのが理想である. 本稿の本題は虹彩リ
ングではあるが, 実際の手術では外傷への対応が
ほとんどを占めており, 総合的にかなり難易度は
高い.

4. チン小帯脆弱に対する対応

白内障手術に際して, HOYA 社製 A2CTR リン
グによる水晶体嚢の縫着固定を行う. 通常の小切
開超音波白内障手術に加えて, A2CTR 挿入, 強
膜縫着固定, 連続後嚢切開, 前部硝子体切除を
行ったうえで, IOL と虹彩リングを挿入する. そ
の手順や留意点は本稿の本題ではないので, 既
報[1]を参照されたい.

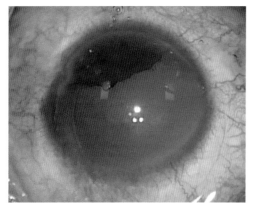

図 15. 外傷性虹彩欠損（術前）
4〜7時にわずかに虹彩が残されている.

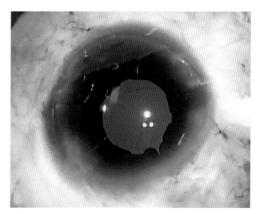

図 16. 外傷性虹彩欠損（術後）
360°虹彩リングで新しい瞳孔が作成されている. 瞳孔直径4.0 mm

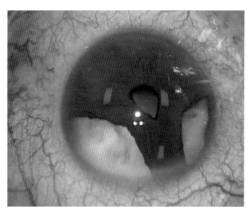

図 17. 外傷性虹彩根部離断（術前）
1時30分中心と10時30分中心に大きな虹彩根部離断. 離断部位の虹彩は萎縮していて, 隅角に縫着する縫い代を取ることができない.

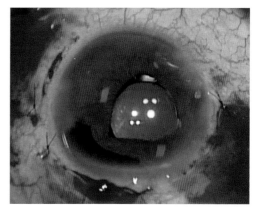

図 18. 外傷性虹彩根部離断（術後）
虹彩は縫着せず, 糸でタックして瞳孔の中心を調整. 360°虹彩リングで根部離断部位を遮光している.

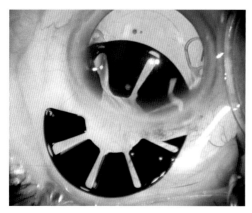

図 19. 360°人工虹彩の2枚同時挿入
原因不明の不可逆性散瞳を伴う白内障例. 通常の水晶体再建術と水晶体囊縫着リングを挿入したのち, 2枚の360°人工虹彩を粘弾性物質で密着させて囊内に挿入しているところ

虹彩リングの適応

　範囲の狭いごく一部の外傷例（図1〜3）を除けば, どのような外傷性虹彩欠損であっても, 全周虹彩リングを使用すれば, 新しい瞳孔を形成するのと同じ効果が得られる（図7〜10）. 特に複雑な虹彩の状態を呈する外傷例では虹彩にはあまり手をつけず, 全周虹彩リングで新しい瞳孔を作成する（図15〜18）.

全周虹彩リングの挿入

　90°虹彩リングの挿入はそれほど難しくはない

が，360°虹彩リングは比較的大きく，取り扱いは容易ではない．筆者が行っているコツを紹介する．

人工虹彩の挿入前にIOLを挿入する．特に連続後嚢切開を行っている症例では嚢内を粘弾性物質で充填するためにもIOLは必要である．IOLを挿入したら，高分子高濃度粘弾性物質（以下，ヒーロンV®）を，IOLと前嚢との距離が十分に取れ，かつ，赤道部全体が広がるように充填する．ストレスなく全周虹彩リングを挿入するために強角膜切開を約4.0 mmに拡張する．

2枚の人工虹彩リングを粘弾性物質を間に付けて重ねて挿入する（図19）．1枚でも挿入が大変なものを2枚重ねるのは，実際に2枚同時に挿入したほうがトラブルが少ないからである．

この方法のメリットは，1枚挿入することで嚢内のスペースがさらに狭くなり2枚目の挿入が非常に難しくなるのを回避できる点，および1枚目の挿入で徹照が悪くなり前嚢切開縁を含めて前房内の視認性が低下する状況下での2枚目の挿入を回避できる点である．

挿入後，全周人工虹彩をずらして配置するため，ヒーロンV®を完全に洗浄除去して通常の凝集型粘弾性物質で前房を形成する．配置が終了したら粘弾性物質を除去し，すべての切開創を閉じて手術を終了する．

おわりに

虹彩欠損を伴う白内障手術は，白内障手術全体からみれば非常に頻度が低く，多くの術者にとっては難症例のままにとどまっている．本稿が少しでもそのような問題の解消に貢献できれば幸いである．

文　献

1) 徳田芳浩：白内障手術アップデート2006．合併症対策：水晶体嚢拡張リングの使い方アップデート．あたらしい眼科，**23**：453-458，2006．

Monthly Book オクリスタ
OCULISTA

好評バックナンバーのご紹介① 　B5判・オールカラー
定価3,300円（本体3,000円＋税）

好評増刷 No.**53**　複視を診たらどうするか
加島　陽二／編

様々な原因によって引き起こされる複視。その診察法の基本、特徴、鑑別方法から治療法までエキスパートが詳しく解説！日常診療ですぐに役立つ知識を網羅した1冊です！

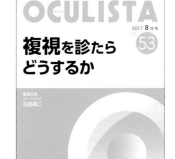

好評増刷 No.**63**　これでわかる眼内レンズ度数
決定のコツ
須藤　史子／編

眼光学の基本概略からトピックスまで、日常診療に役立つ知識をエキスパートが解説。難しいと思われがちな眼光学の魅力を、実践的かつ身近な視点からじっくりと紹介します！

No.**85**　よくわかる屈折矯正手術
稗田　牧／編

視機能の評価方法や検査所見、各種手術手技、合併症まで丁寧にまとめられています。術後の長期経過など最新の情報も盛り込んだ初学者にも「よくわかる」特集号です！

No.**66**　もっと知りたいオルソケラトロジー
吉野　健一／編

近年注目が高まるオルソケラトロジー。その歴史と現状、処方や治療の実際、ガイドラインや関連法規まで多岐にわたり徹底解説。オルソケラトロジーのすべてがわかる1冊です！

全日本病院出版会　〒113-0033 東京都文京区本郷 3-16-4　Tel:03-5689-5989
www.zenniti.com　　　　　　　　　　　　　　　Fax:03-5689-8030

新刊

まず知っておきたい！

がん治療の
お金，医療サービス 事典

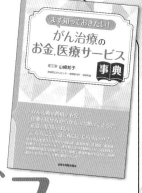

編集　山﨑知子（宮城県立がんセンター　頭頸部内科　診療科長）

2021年6月　定価 2,200円（本体 2,000円）　A5判　244頁

治療費用や使える医療サービス・制度、正しい情報収集の方法など、がん治療にあたってまず知っておきたい知識を一冊にまとめました。
患者さんからよくある質問や、症例紹介も交えながら、日々がん患者さんにかかわる医師、歯科医師、看護師、薬剤師、理学療法士、医療ソーシャルワーカーの多職種にわたる執筆陣が、丁寧に解説しました！

主な目次

イラスト・図・表が豊富で読みやすい！

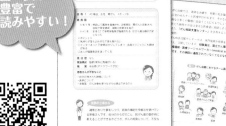

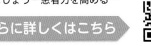

さらに詳しくはこちら

全日本病院出版会　〒113-0033　東京都文京区本郷 3-16-4　Tel：03-5689-5989
www.zenniti.com　Fax：03-5689-8030

FAXによる注文・住所変更届け

改定：2015 年 1 月

　毎度ご購読いただきましてありがとうございます．

　読者の皆様方に小社の本をより確実にお届けさせていただくために，FAX でのご注文・住所変更届けを受けつけております．この機会に是非ご利用ください．

◇ご利用方法

　FAX 専用注文書・住所変更届けは，そのまま切り離して FAX 用紙としてご利用ください．また，注文の場合手続き終了後，ご購入商品と郵便振替用紙を同封してお送りいたします．**代金が 5,000 円をこえる場合，代金引換便とさせて頂きます．**その他，申し込み・変更届けの方法は電話，郵便はがきも同様です．

◇代金引換について

　本の代金が 5,000 円をこえる場合，代金引換とさせて頂きます．配達員が商品をお届けした際に，現金またはクレジットカード・デビットカードにて代金を配達員にお支払い下さい(本の代金＋消費税＋送料)．(※年間定期購読と同時に 5,000 円をこえるご注文を頂いた場合は代金引換とはなりません．郵便振替用紙を同封して発送いたします．代金後払いという形になります．送料は定期購読を含むご注文の場合は頂きません)

◇年間定期購読のお申し込みについて

　年間定期購読は，1 年分を前金で頂いておりますため，代金引換とはなりません．郵便振替用紙を本と同封または別送いたします．送料無料，また何月号からでもお申込み頂けます．

　毎年末，次年度定期購読のご案内をお送りいたしますので，定期購読更新のお手間が非常に少なく済みます．

◇住所変更届けについて

　年間購読をお申し込みされております方は，その期間中お届け先が変更します際，必ずご連絡下さいますようよろしくお願い致します．

◇取消，変更について

　取消，変更につきましては，お早めに FAX，お電話でお知らせ下さい．

　返品は，原則として受けつけておりませんが，返品の場合の郵送料はお客様負担とさせていただきます．その際は必ず小社へご連絡ください．

◇ご送本について

　ご送本につきましては，ご注文がありましてから約 1 週間前後とみていただきたいと思います．お急ぎの方は，ご注文の際にその旨をご記入ください．至急送らせていただきます．2〜3 日でお手元に届くように手配いたします．

◇個人情報の利用目的

　お客様から収集させていただいた個人情報，ご注文情報は本サービスを提供する目的(本の発送，ご注文内容の確認，問い合わせに対しての回答等)以外には利用することはございません．

　その他，ご不明な点は小社までご連絡ください．

株式会社 全日本病院出版会　〒 113-0033 東京都文京区本郷 3-16-4-7 F
電話 03(5689)5989　FAX03(5689)8030　郵便振替口座 00160-9-58753

FAX 専用注文書

年　月　日

○印	MB　OCULISTA 5周年記念書籍	定価(税込)	冊数
	すぐに役立つ**眼科日常診療のポイント**—私はこうしている—	10,450 円	

(本書籍は定期購読には含まれておりません)

○印	MB　OCULISTA	定価(税込)	冊数
	2021 年__月〜12 月定期購読(No.__〜105：計__冊)(送料弊社負担)		
	2020 年バックナンバーセット(No. 82〜93：計 12 冊)(送料弊社負担)	41,800 円	
	No. 101　超高齢者への眼科診療—傾向と対策—	3,300 円	
	No. 100　オキュラーサーフェス診療の基本と実践	3,300 円	
	No. 99　斜視のロジック 系統的診察法	3,300 円	
	No. 98　こども眼科外来 はじめの一歩—乳幼児から小児まで—	3,300 円	
	No. 97　ICL のここが知りたい—基本から臨床まで—	3,300 円	
	No. 96　眼科診療ガイドラインの活用法　**増大号**	5,500 円	
	No. 95　確かめよう！乱視の基礎 見直そう！乱視の診療	3,300 円	
	No. 94　達人に学ぶ！最新緑内障手術のコツ	3,300 円	
	No. 84　眼科鑑別診断の勘どころ　**増大号**	5,500 円	
	No. 72　Brush up 眼感染症—診断と治療の温故知新—　**増大号**	5,500 円	
	No. 60　進化する OCT 活用術—基礎から最新まで—　**増大号**	5,500 円	
	No. 48　眼科における薬物療法パーフェクトガイド　**増大号**	5,500 円	
	その他号数（号数と冊数をご記入ください） No.		

○印	書籍・雑誌名	定価(税込)	冊数
	美容外科手術—合併症と対策—	22,000 円	
	ここからスタート！眼形成手術の基本手技	8,250 円	
	超アトラス 眼瞼手術—眼科・形成外科の考えるポイント—	10,780 円	
	PEPARS No. 171 眼瞼の手術アトラス—手術の流れが見える—　**増大号**	5,720 円	
	PEPARS No. 147 美容医療の安全管理とトラブルシューティング　**増大号**	5,720 円	

お名前	フリガナ 　　　　　　　　　　　　　　　　㊞	診療科
ご送付先	〒　　－ □自宅　　□お勤め先	
電話番号		□自宅　　□お勤め先

雑誌・書籍の申し込み合計
5,000 円以上のご注文
は代金引換発送になります

—お問い合わせ先—
㈱全日本病院出版会営業部
電話 03(5689)5989

FAX 03(5689)8030

年　　月　　日

住 所 変 更 届 け

お名前	フリガナ	
お客様番号		毎回お送りしています封筒のお名前の右上に印字されております8ケタの番号をご記入下さい。
新お届け先	〒　　　　　都道府県	
新電話番号	（　　　　　）	
変更日付	年　　月　　日より	月号より
旧お届け先	〒	

※ 年間購読を注文されております雑誌・書籍名に✓を付けて下さい。
- ☐ Monthly Book Orthopaedics （月刊誌）
- ☐ Monthly Book Derma. （月刊誌）
- ☐ 整形外科最小侵襲手術ジャーナル （季刊誌）
- ☐ Monthly Book Medical Rehabilitation （月刊誌）
- ☐ Monthly Book ENTONI （月刊誌）
- ☐ PEPARS （月刊誌）
- ☐ Monthly Book OCULISTA （月刊誌）

FAX 03-5689-8030

全日本病院出版会行

Monthly Book OCULISTA バックナンバー一覧

通常号 3,000 円＋税　　　増大号 5,000 円＋税

各目次等の詳しい内容はホームページ(www.zenniti.com)をご覧ください.

編集主幹：村上　晶　順天堂大学教授
　　　　　高橋　浩　日本医科大学教授
　　　　　堀　裕一　東邦大学教授

No. 102　編集企画：
小早川信一郎　日本医科大学武蔵小杉病院
　　　　　　　病院教授

Monthly Book OCULISTA　No. 102

2021年9月15日発行（毎月15日発行）
定価は表紙に表示してあります.
Printed in Japan

発行者　　末　定　広　光
発行所　　株式会社　全日本病院出版会
〒113-0033　東京都文京区本郷3丁目16番4号7階
　　　電話（03）5689-5989　Fax（03）5689-8030
　　　郵便振替口座 00160-9-58753
印刷・製本　三報社印刷株式会社　　　電話（03）3637-0005
広告取扱店　㈱メディカルブレーン　　電話（03）3814-5980

© ZEN・NIHONBYOIN・SHUPPANKAI, 2021